歯科医院経営実践マニュアル

患者さんの心と信頼をつかむ コトバづかいと話し方

NHK学園専任講師
山岸 弘子 著

クインテッセンス出版株式会社　2006

Tokyo, Berlin,Chicago, London, Paris, Barcelona, Istanbul, Milano, São Paulo, Moscow, Prague, Warsaw, New Delhi, Beijing and Bukarest

● まえがき

歯科医院も二極化してきています。つまり、患者さんの満足度を高めようと努力している医院と、そうでない医院とに、はっきりとわかれてきています。

同じ地域に、規模・治療内容・技術に大差がない医院が二つあったとしたら、どちらの歯科医院を患者さんが選ぶのかは明らかです。

患者さんの満足度を高めるためには、院内でのコトバを磨いていくことが必要不可欠です。治療に豊かな知識と確かな技術が必要なように、コトバづかいにも知識と技術が必要です。しかし、学校では患者さんに対するコトバの知識も技術も教えてはくれません。先生も、スタッフも、意識的に学んでいくしかないのです。

本書では、患者さんへのあたたかいハートを分母にした言語技術、患者さんの信頼を得るコトバづかいや態度について、歯科医院の場面別に具体的にご紹介していきます。また、場面別にチェックシートを用意しましたので、内容に応じて、先生個人で、あるいはスタッフのみなさんを含めてチェックし、改善点を話し合ってみてください。ワンシートずつ、楽しい雰囲気で行うことが成果をあげるコツです。

コトバづかいのように直接指導しにくいことも、チェックシートを利用すれば、角を立てずに個々の問題点を自覚してもらうことができます。個々の改善目標や歯科医院全体の改善目標を設定したら、目標達成に向かい、お互いに支援していくようにします。

また、どのような応対が患者さんを失望させるのかを、「**がっかり例**」としてあげ、患者さんが満足する応対を「**ニコニコ例**」として具体例で紹介しています。「ニコニコ例」のような応対ができているかをチェックし、改善すべき点があったなら、院内で繰り返し練習をしてみましょう。なお、この「がっかり例」は、実際に患者さんから寄せられた声をまとめたものであり、本書の中にたびたび登場する「患者さんアンケート」は、患者さんの生の声を私が集めたものです。

微力ですが、院長先生・スタッフ・患者さんの心が満たされる、そして皆さんの笑顔で輝くコトバづかいへのお手伝いができれば幸いです。

2006年12月10日

山岸　弘子

もくじ

序章　正しいコトバづかいが医院を伸ばす／11

1　あたたかいコトバづかい・美しい敬語で院内の雰囲気を一変！／12
　患者さんが求めているコトバづかいを意識していますか？／12
　コミュニケーションツールとして敬語を意識していますか？／13
　院内のコトバの引出しに敬語が入っていますか？／14

第1章　受付は医院の顔！　電話～待合室～診療室までの対応／15

1　新規患者さんの予約――満足感と信頼を得る電話応対の技術／16
　スタッフの電話応対の様子を院長先生は知っていますか？／16
　チェックシートによる歯科医院の電話応対のポイント／16
　二つのケースで見る電話応対の良い例・悪い例／19

2　急患の新規患者さん――満足感と信頼を得る電話応対の技術／23
　新規問合せの電話応対に関心をおもちですか？／28

3　再診予約の患者さんへの電話応対／30

第2章 患者さんにやさしい診療室内のコトバづかい／63

4 キャンセルや業者さんへの電話応対／34

5 待合室での応対とコトバづかいに注意／38
　コトバづかいの改善に取り組んだある院長先生からのお便り／38
　待合室での応対の基本とチェックポイント／38

6 ワンランクアップした待合室での応対とチェックポイント／45
　スタッフのプロ意識を育てプライドをもって取り組ませる／45

7 ワンランクアップした診療室への導入とチェックポイント／54
　患者さんに医院の新しい取り組みを正しく伝えるのもスタッフの役割／61

1 診療室で患者さんを傷つけるコトバづかいに注意！／64
　患者さんを傷つけ・不快にさせるこんなコトバを使っていませんか？／64

2 診療室でのコトバづかい　良い例・悪い例　Part 1／72
　患者さんに対するいたわりのコトバはいずれ自分たちに返ってくる／71
　「がっかり例」と「ニコニコ例」──ここが決定的に違う／72

3 診療室でのコトバづかい　良い例・悪い例　Part 2／82
　患者さんに接する日頃の姿勢・尊重する気持ちが正しいコトバづかいを育てる／72

目次

第3章 正しい敬語をマスターしよう！／113

1 医院全体で正しい"敬語"をマスターしよう／114
　敬語ってどんな力があるの？　どんな効果が生じるの？／114
　患者さんを尊重する姿勢をコトバづかいで伝えよう／116
　敬語の種類を知り、正しい敬語の使い方をマスターしよう／118

2 スタッフはいつも正しい"敬語"を使っていますか？／122
　敬語の使い方にはスタッフの方がこんなに迷っている！／122

4 診療室でこんなコトバづかいはやめよう！／90
　患者さんの立場に立って、患者さんの気持ちを考えることが大事！／89
　コトバづかいにもTPOがある——白衣にふさわしい品格のあるコトバを！／90

5 患者さんに聞こえていますよ！　先生とスタッフの会話／96
　院内ミーティングで"いまどきのコトバ"対策を！／96

6 治療後の応対とコトバづかいがリピーターを増やす／106
　治療後の応対こそ印象を決定づける——チェックシートで反省を！／106
　お互いを尊重する姿勢を大切にする歯科医院であったら……／112

7

第4章 クレーム対応の基本を身につけよう！／143

1 医院全体でクレーム対応の基本を身につけよう／144
- クレーム対応の失敗が二次クレームを生み出す！／144
- クレーム対応の8ステップをチェックしよう／146

2 クレーム対応 がっかり例とニコニコ例／154
- クレーム対応・その1 患者さんの内なる声に耳を傾ける／154
- クレーム対応・その2 医院全体で予約時間を厳守する／156
- クレーム対応・その3 保護者の心理・不安を考えて対応する／160

3 TPOで適切な敬語を使っていますか？／130
- 場面に応じて適切な敬語を使い分けよう／130
- "改まり語"をマスターすると、クレーム対応のときにも大きな効力が！／133

4 ここに注意！ 間違いだらけの敬語の使い方／136
- 知らずに使っている間違い敬語が患者さんのひんしゅくを買う／136
- 尊敬語の使い方の間違い／137
- 謙譲語の使い方の間違い／139

謙譲語の使い分けをマスターすると、敬語の使い方が上手になる／126

目次

第5章　院内をプラスのコトバでいっぱいに！／163

1. スタッフとの関係をより良くするために〝Iメッセージ〟の活用を！／163
   - 院長先生！　あなたの医院ではスタッフとの関係は良好ですか？／164
   - 人間関係をスムーズにする〝YOUメッセージ〟から〝Iメッセージ〟へ／164
   - 相手にどんなメッセージを送っていますか？／165
   - こんなに効果のある〝Iメッセージ〟を使った表現方法／166

2. プラスのコトバにはこんな効果がある／169
   - プラスのコトバ・マイナスのコトバでこんなに違いが生じる！／173
   - マイナスのコトバからプラスのコトバへ言い換えよう！／173
   - プラス表現後置法でプラスへ転換しよう！／175
   - 投げかけたものが返ってくる／176
   - 院内をプラスのコトバでいっぱいに！　コトバを選ぶのは自分自身です／178

イラスト：伊藤　典

序章

正しいコトバづかいが医院を伸ばす

1 あたたかいコトバづかい・美しい敬語で院内の雰囲気を一変!

★患者さんが求めているコトバづかいを意識していますか?

ご存じのとおり、ビジネスシーンでは、コトバづかいがどんどんていねいになってきています。顧客が求めるていねいなコトバづかいをすることが、ビジネスの成果につながるからなのでしょう。NHK放送文化研究所が行っている全国調査でも、ていねいなコトバづかいのほうが支持される傾向がはっきり表れています。

一方、NHK学園敬語講座のアンケートには、医療に携わる方に

「ていねいなコトバを使ってほしい」

「患者の人格を尊重したコトバを使ってほしい」

という声が多数寄せられています。病院や歯科医院など医療現場のコトバづかいも徐々にていねいになってきていますが、患者さんの心を満たす、行き届いたコトバづかいをしているところは、まだまだ少ないようです。

まず、患者さんが求めているコトバづかいを意識なさってみてください。意識することが院内のコトバづかいを変えていく原動力となります。

12

序章　正しいコトバづかいが医院を伸ばす

★コミュニケーションツールとして敬語を意識していますか？

人は誰でも「大切に扱われたい」という願望をもっています。「ぞんざいに扱われたい」「乱暴に扱われたい」と思っている人はいません。

「あなたのことを大切に思っています」というメッセージを伝える一つの方法がコトバづかいです。そのコトバづかいの中で、「あなたを尊重しています」という気持ちを伝えるのが「敬語」です。

私が初対面の方に「NHK学園で敬語講座の講師をしております」と伝えると、「どんな方が勉強しているのですか？　外国の方ですか？」と質問されることがあります。

NHK学園の通信教育「話し上手は敬語から」講座では、接客業（販売担当者・ホテルマン・客室乗務員）の方をはじめとして、官公庁・一般企業・学校へ勤務している方など、幅広い職種の方々が勉強していて、コミュニケーションツールとして真剣に敬語を学んでいます。

そのためには指導する側も正しい敬語を知っておく必要があるわけです。企業の経営者、企業や官公庁の教育担当者など、指導的な立場の方も数多く学んでいます。正しい敬語をつかえる部下を育てることが、業績に直結するからだそうです。この数年は、医療に携わる方の割合も増えてきています。「患者さんとの良好なコミュニケーションには敬語が不可欠」とのことです。

13

★院内のコトバの引出しに敬語が入っていますか？

近年は「敬語を使いたいけれど、敬語を知らないから使えない」という方が増えてきました。いわゆる「タメグチ」など、敬語を知らないために、誰に対しても友達コトバになってしまっている場合もあるのでしょう。

家庭や学校で十分な敬語教育を受けた方は少なく、正しい敬語の習得は職場の教育にゆだねられているのが現状です。コトバの引出しに敬語が入っていない若いスタッフがいたとしても、それは無理もないことです。どんな言語も同じですが、インプットなしにアウトプットはありえません。

コトバの引出しが貧弱なスタッフがいるならば、引出しを豊かにしていく努力をご一緒にしていきましょう。院内のコトバの引出しに、美しい敬語やあたたかいコトバが入ると、院内の雰囲気がガラリと変わります。これは、「歯科医院向け敬語セミナー」を受講なさった先生方からも報告されています。院内のコトバの引出しを点検すること、それが、患者さんの満足感と信頼を得るコトバづかいへの第一歩です。

本書は、院内のコトバの引出しを豊かにし、その結果として、患者さんの満足感と信頼を得ることを目指しています。数ヵ月後、スタッフ一人ひとりの実力がアップし、歯科医院の総合力がアップしていたらベストです。

第1章

受付は医院の顔！
電話〜待合室〜診療室までの対応

1 新規患者さんの予約──満足感と信頼を得る電話応対の技術

★スタッフの電話応対の様子を院長先生は知っていますか？

ここでは、患者さんの満足感と信頼を得る電話応対について、具体的にお伝えしていきます。まず、左ページの電話応対チェックシートに、スタッフごとの評価をなさってください。「スタッフの電話応対なんて知らないから評価できない」という院長先生は、ぜひ今日からスタッフの電話応対に気を配ってください。

ことに新規問合せの電話応対は、患者さんとの最初の接点です。おろそかにすることは非常に危険です。

医院の第一印象を良くするのも、悪くするのも電話応対、医院の雰囲気や診療姿勢を最初に伝えるのも電話応対です。

★チェックシートによる歯科医院の電話応対のポイント

①医院に愛情をもって医院名を名乗るには、医院名をはっきりと、患者さんにわかるように発音することです。早口で小さな声で発音していたら、愛情をもって名乗ってい

16

第1章　受付は医院の顔！　　電話～待合室～診療室までの対応

電話応対チェックシート

★YESの場合は、チェックボックスにチェックをしてお答えください。

①	医院名を名乗るとき，医院に愛情をもって名乗っていますか？	☐
②	あいづちを「はい」と打っていますか？	☐
③	イントネーションに気を配っていますか？	☐
④	語尾に気を配っていますか？	☐
⑤	穏やかな明るい発声を心がけていますか？	☐
⑥	相手によって，話すスピード・声の大きさを変えていますか？	☐
⑦	笑顔で話していますか？	☐
⑧	相手にふさわしい敬語を適切に使っていますか？	☐
⑨	クッションコトバを適切に使っていますか？	☐
⑩	患者さんの立場を考えたひと言を入れていますか？	☐

―◆チェックシートの評価◆―

★YESが8個以上のスタッフ……すばらしい電話応対ができていそうです。「歯科医院スタッフ向けセミナー」の自己採点でも，YESが8個以上のスタッフは稀です。応対をこのレベルまで上げると，患者さんからの信頼も厚くなります。

★YESが5個以上のスタッフ……コトバづかいに敏感な患者さんは，不満を抱いていることでしょう。足りないところを重点的に指導し，改善なさってください。

★YESが5個未満のスタッフ……電話応対に不安が残ります。このままですと，歯科医院全体の印象を悪くしてしまうオソレがあります。まず，責務の重さを理解してもらわなければなりません。

るとはいえません。

② 話し方がていねいなスタッフでも、あいづちが「ええ」とか「う〜ん」になってしまっている場合があります。患者さんに対するあいづちは、すべて「はい」のみにしましょう。

③ 同じコトバでも、イントネーションによって伝わり方はまったく違います。やわらかなイントネーションを心がけたいものです。

④ 語尾をのばして発音する若い方が増えてきました。

「明日は予約でいっぱいなんですよぉ」
「明後日はいかがですかぁ？」
「失礼しま〜す」

などという言い方が口ぐせになっているスタッフもいます。語尾をきちんと発音するだけでも、印象はガラリと変わります。

⑤ 企業の電話応対では、「明るく元気に」と指導していますが、医療現場では明るすぎる高い声は似合いません。穏やかな声と、明瞭な発声を心がけることが大切です。穏やかな声で「ウェルカム」の気持ちを伝えます。

⑥ お年を召した方には、早口や小さな声は聞き取れません。そのような話し方は、相手に大きな負担をかけてしまうことになります。

第1章　受付は医院の顔！　電話〜待合室〜診療室までの対応

⑦電話では、声とコトバしか伝わりません。それだけに、聞き手は声とコトバに集中するものです。表情が伝わらないからと無表情で事務的に話していると、その姿勢は声を通して聞き手に伝わってしまいます。表情が見えないからこそ、笑顔で話したいものです。

⑧患者さんが求めているコトバづかいをすることが大切です。患者さんが大変ていねいに話しているのに、スタッフがていねいさに欠けるコトバづかいをしていたら、患者さんに不満が生まれます。

⑨クッションコトバとは「申し訳ありませんが」「恐れ入りますが」「ご迷惑をおかけいたしますが」など、会話のクッション役をするコトバのことです。このクッションコトバが入ると、同じ内容でも、患者さんへの伝わり方が違ってきます。

⑩患者さんの立場を考えたひと言を入れるように心がけたいものです。「それはお困りですね」「それはおツラいでしょう」——このひと言を入れても、わずか3秒。3秒の手間で、双方の気持ちが近づきます。

★二つのケースで見る電話応対の良い例・悪い例

患者さんが歯科医院に失望する例を「がっかり例」、満足する例を「ニコニコ例」としてあげてみます。二つの例を参考にして、スタッフの電話応対を指導してください。

【新規問合せのがっかり例A】

患者さん「初めて電話するのですが、予約を取りたいのでお願いします」
スタッフ「はい、お名前を頂戴できますか？」①
患者さん「(頂戴って変な言い方！)　○○です」
スタッフ「いつ頃がいいですか？」②
患者さん「明日の5時以降ですか？」
スタッフ「明日の5時以降ですと、都合がいいのですが……」
患者さん「明後日もいっぱいですか？」
スタッフ「明後日の5時以降は予約がいっぱいです」
患者さん「明後日もいっぱいです」
スタッフ「明後日の5時以降は空いていますか？」③
患者さん「一体、いつなら予約を取れるんですか？」④

【がっかり例Aの解説】

① 「お名前を頂戴できますか」「お名前をいただけますか」は、ご存じのとおり、間違い敬語です。「頂戴する」のもとの語は、「もらう」ですね。このような間違い敬語は、患者さんからの信頼をそこねてしまいます。

② 患者さんの要望に応えられる場合は別ですが、このような漠然とした言い方は、双方の時間のムダにつながります。

③ 要領の悪い予約受付の代表です。

20

第1章 受付は医院の顔！ 電話〜待合室〜診療室までの対応

④要領を得ない応対で、患者さんのイライラが募っています。結局予約が取れたとしても、歯科医院に対してマイナスのイメージをもたれてしまうでしょう。こうしたマイナスのイメージが治療の妨げになることは、いうまでもありません。

【新規問合せのニコニコ例A】

患者さん「初めて電話するのですが、予約を取りたいのでお願いします」
スタッフ「はい、かしこまりました。それでは、お名前をお聞かせ願えますか？」①
患者さん「○○と申します」
スタッフ「一番早く診察させていただけるのは、○日○時ですが、ご都合はいかがでしょうか？」②
患者さん「はい、○日○時ですね。よろしくお願いします」③
スタッフ「それでは、○日○曜日○時、○○さんのご予約を承りました。お待ちしております」④

【ニコニコ例Aの解説】

①「わかりました」のていねいな言い方「かしこまりました」を使い、患者さんを尊重する歯科医院の姿勢を伝えています。また、「お名前をお聞かせ願えますか」と適切な敬語を使っています。

21

ほかにも「お聞かせいただけますか」「お教え願えますか」「お教えいただけますか」など、さまざまな表現があります。電話番号をたずねる場合などにも使える表現ですので、院内のコトバの引出しに入れておくと重宝します。

②一番早く診察できる日をきちんと提示しています。急患以外でも、初診の患者さんは「早く診てもらいたい」という要望をもっています。「一番早く診察できる日」を伝えることが大切です。その日を選ぶか選ばないかは、患者さんの意思です。決定権を患者さんに持ってもらうことが、新患予約を取るコツです。

③要領を得た応対に、患者さんは満足しています。

④曜日を入れて確認することで、日にちの勘違いを防ぐことができます。また、会話の中に患者さんの名前を織り込むことにより、患者さん側に安心感が生まれます。

「かしこまりました」「承りました」などという敬度の高い言い方に慣れていないスタッフもいると思いますが、練習を積むことで自然に口から出てきます。

大切なことは、スタッフのコトバの引出しに敬語を入れることです。こうしたひと言が、最後には「お待ちしております」のひと言を忘れずに。積み木を重ねるように、心のこもったひと言で、信頼関係を築き上げていきいきましょう。無断キャンセルを防ぐことにつながります。

第1章　受付は医院の顔！　電話〜待合室〜診療室までの対応

2 急患の新規患者さん――満足感と信頼を得る電話応対の技術

【新規問合せのがっかり例B】

患者さん「初診なのですが、今日診察していただけませんでしょうか？」
スタッフ「今日ですかぁ？　今日は無理なんですよぉ」②
患者さん「痛みがひどくてガマンできないのです。なんとかお願いできませんか？」
スタッフ「ちょっと予約でいっぱいなんですよぉ」③
患者さん「そうですか……。では結構です。ほかの歯科医院に問い合わせてみます」④
スタッフ「は〜い。失礼しま〜す」⑤

【がっかり例Bの解説】

① コトバづかいのていねいな方には、意識してていねいなコトバづかいをする必要があります。なぜなら、こちらにもていねいなコトバづかいを求めているからです。

② 「語尾のばし」は、だらしない印象を与えてしまいますので、大変損をします。このような話し方では、患者さんからの信頼を得ることは難しくなります。

③ 「ちょっと」はアイマイな表現です。「大変申し訳ありませんが」「おツライでしょ

が」というコトバに置き換えると、患者さんに与える印象が違ってきます。「患者さんのハートに届くコトバを選択する」という意識を、いつももっていたいものです。

④ この患者さんは、しまりのない話し方、誠意の感じられない応対に失望しています。患者さんは電話の応対から、歯科医院全体の雰囲気を推し量るものです。

⑤ 「失礼いたします」ときちんと発音したいものです。

【新規問合せのニコニコ例B】

患者さん「初診なのですが、今日診察していただけませんでしょうか？」
スタッフ「いかがなさいましたか」①
患者さん「奥歯が痛くてガマンできない状態なのです」
スタッフ「それはおツライでしょうね。本日拝見させていただきたいところですが、本日は十分な時間をお取りして拝見したほうがよろしいかと思います。症状をうかがうと、十分ていねいに拝見させていただけるのですが、明日でしたら、ていねいに拝見させていただけるのですが、いかがいたしましょうか？」②
患者さん「明日ならゆっくり診ていただけるのですね？　それでは、明日までなんとかガマンします」③
スタッフ「それでは、明日のご予約を承ります。お名前をお聞かせ願えますか？」④

第1章　受付は医院の顔！　電話〜待合室〜診療室までの対応

[ニコニコ例Bの解説]

① 「どうしましたか?」をていねいに表現すると、「いかがなさいましたか?」になります。日頃から使いこなしたい表現です。

② 明日から時間が取れることを、しっかり伝えています。「がっかり例」と伝える内容は同じでも、表現を工夫しています。
明日までガマンしてもらうことにより、患者さん側にもたらされるメリットをわかりやすく表現しています。また「拝見する」というコトバで、患者さんを尊重する自院の姿勢を伝えていますし、「いかがいたしましょうか?」と、ていねいに患者さんの意向をたずねています。

③ 「症状から判断して、時間をゆっくり取ったほうがよい」という提案に患者さんの気持ちが動きました。歯科医院側の都合ではなく、患者さんの利益を考えてコトバを発する態度が、患者さんのハートに響きます。

④ 「承ります」「お聞かせ願えますか?」とていねいなコトバを選んでいます。
このレベルの敬語を使うか否かは、地域性や患者さんの層にもよりますが、しっかり院内のコトバの引出しに入れておき、必要なときにすぐ使えるようにしておきたいものです。

【新規問合せのがっかり例C】

患者さん「初めて電話しているのですが、子どもの歯の治療のことでお聞きしたいことがあります」
スタッフ「なんですか?」①
患者さん「子どもがむし歯になって、ほかの歯医者さんに連れて行ったんですが、泣き叫んで治療ができないんです。そちらでは、どんな治療をしているか教えてほしくて……」
スタッフ「治療に関しては、私ではお答えできないのですが……」②
患者さん「それでは、答えられる人に代わってもらえますか?」
スタッフ「いまは治療中ですので、無理なんです」③

〔がっかり例Cの解説〕

①「どのようなことでしょうか?」と、やわらかい発声とイントネーションでていねいに尋ねたいものです。

②治療に関する問合せの中には、受付スタッフが即答できないものもありますが、治療方針や診療姿勢などは、院内ミーティングでよく話し合っておき、受付スタッフにも答えやすいようにしておくことが大切です。また、受付スタッフには答えられない質

第1章　受付は医院の顔！　電話～待合室～診療室までの対応

③患者さんの要望に応えられない場合は、必ず代案を出すことです。要求を拒否しそのまま放置してしまったら、新規問合せを予約に結びつけることは、まず無理でしょう。相手が期待する以上の応対をするように、いつも心がけていたいものです。

問があった場合は、手が空いたときに、院長先生や担当スタッフが電話をかけ直すようにすべきです。

【新規問合せのニコニコ例C】

患者さん「子どもがむし歯になってしまって、ほかの歯医者さんに連れて行ったんですが、泣き叫んで治療ができないんです。そちらではどんな治療をしていますか？」①

スタッフ「それはお困りですね。当院ではお子様の気持ちに配慮し、無理な治療を急ですることはありません。お子様と心を通わせ、お子様が納得してから治療に入るようにしております」②

患者さん「無理やり押さえつけて治療する、ということはないんですね？」③

スタッフ「はい、院長が大の子ども好きで、お子様の気持ちを大事にするせいか、ほかの歯科医院で治療できなかったお子様も、当院で頑張って治療しています」④

患者さん「何だか安心しました。診察をお願いしたいと思います」

27

[ニコニコ例Cの解説]

① この方は、ほかの歯科医院に子どもを連れて行ったのち、問合せの電話をしてきています。「無理やり押さえつけるような治療を拒否する親の気持ち」を察することが大切です。

② 相手の気持ちに共感した「それはお困りですね」というひと言を入れ、相手の求めている治療を推察し、自院の診療姿勢をわかりやすく伝えています。

③ この方は「この歯科医院なら、子どもの気持ちを大切にした治療をしてくれるかもしれない」という期待をもちはじめました。

④ 院長先生に対して、また歯科医院全体について、プラスのイメージをもってもらえるように工夫しています。「子ども好き」という表現で、院長先生の人柄のあたたかさ、穏やかな雰囲気、明るさを患者さんはイメージします。

★ 新規問合せの電話応対に関心をおもちですか？

「がっかり例」にあげたのはすべて実例です。新規問合せをおろそかにした結果、受診に結びつけることができず、その上、院長先生の関知しないところで、自院の評判まで落としてしまっています。

歯科医院の雰囲気を最初に伝えるのが、新規問合せへの電話応対です。新規問合せの電

28

第1章 受付は医院の顔！ 電話～待合室～診療室までの対応

話応対が、ほかの電話応対と大きく違うのは、歯科医院の第一印象を決定づけるところです。一度貼られたレッテルを貼り直すには、数倍のエネルギーと時間が必要ともいわれています。

新規問合せを受ける場合、基本的な電話のマナーを踏まえ、患者さんの求めるレベルの適切な敬語を使うことが肝要です。

お互いに顔を見たこともない者同士が、コトバだけを頼りにコミュニケーションしていくのです。慎重にコトバを選ぶ姿勢、患者さんの気持ちを感じ取る感性が求められます。

その上で、自院の診療姿勢、特長、取り組みについて、わかりやすく伝える技術が求められます。

「歯科医院スタッフ向けセミナー」に参加されたスタッフの方々を見ていると、みなさん熱意と責任感をおもちです。本来の資質が高いので、練習の成果がすぐに上がります。

どうぞ、院内で練習なさってみてください。

そして、院長先生が新規問合せの電話応対に関心をおもちになること、それが電話応対を充実させることにつながります。患者さんからの信頼を得るための電話応対のカギは、院長先生がおもちなのです。

3 再診予約の患者さんへの電話応対

では、再診の患者さんへの電話応対、その他の電話応対の技術について説明します。

〔再診予約の電話応対例1〕

スタッフ「はい、○○歯科医院でございます」①
患者さん「私、3ヵ月前にお世話になった鈴木ですが（覚えていてくれるかなぁ？）」
スタッフ「あ、鈴木さんでいらっしゃいますか？ いかがなさいましたか？」②
患者さん「（覚えていてくれた！ この声はスタッフの田村さんだ！）奥歯が痛くなってしまいまして、診察をお願いしたいのですが……」
スタッフ「それはおツライですね。一番早く拝見できるのは明日10時ですが、ご都合はいかがでしょうか？」
患者さん「明日10時ですね。助かります。お願いいたします（私のために特別に時間をつくってくれたのかな……）」③
スタッフ「おツライでしょうが、どうぞお大事になさってください。明日10時にお待ちしております」④

30

【再診予約の電話応対例1の解説】

① 医院名は明瞭に発音します。

② 再診の患者さんだとわかったら、「○○さんでいらっしゃいますね」と、親しみのある声で応対しましょう。再診の患者さんは「自分のことを覚えているかな？ 覚えていてくれるといいな」という気持ちで電話をしています。
再診にもかかわらず、無表情な声で事務的に応対されると、患者さんはガッカリしてしまいます。旧友に久しぶりに電話をしたとき、どんな応対をされるとホッとするでしょうか？ あたたかみのある声で歓迎されると、安心感に包まれることと思います。患者さんも同じです。患者さんも、あたたかく迎え入れられることを望んでいるのです。

③ 痛みのある患者さんには「おツライでしょうね」と、患者さんの立場に共感するひと言を入れましょう。予約できる時間を伝えたら、「ご都合はいかがでしょうか？」とていねいなコトバで、やさしく尋ねると、患者さんを尊重する歯科医院の姿勢が伝わります。

④ 「お大事になさってください」と、やわらかい発声で伝えましょう。

【再診予約の電話応対例2】

スタッフ「はい、○○歯科医院でございます」
患者さん「小林ですが、昨日入れていただいた仮歯が取れてしまったんです（こんなに早く取れてしまうなんて、おかしくない?)」
スタッフ「小林さんでいらっしゃいますね。昨日の仮歯は、前歯でしたよね？ お困りでしょう。すぐにお越しになれますか?」①
患者さん「すぐに診ていただけるんですか？ 前歯なので、本当に困っていたんです。今、すぐにうかがいます（すぐに診てくれるなんて思っていなかったから、ホントうれしい！ 私が困っていることをわかってくれたんだ！)」②
スタッフ「お待ちしております。どうぞ気をつけてお越しください」③

【再診予約の電話応対例2の解説】

①仮歯・差し歯・詰め物がすぐに取れた場合、患者さんに不満や不信感が芽生えるオソレがあります。信頼関係という「花」を咲かせるためには、「花」の成長を妨げる雑草の芽を早めに抜き取らなければなりません。そのときの患者さんの心情を察知し、誠意ある応対で信頼を回復しましょう。

②前日の治療内容をスタッフが覚えていてくれた、それだけでも患者さんは安心感をも

第1章　受付は医院の顔！　電話～待合室～診療室までの対応

ち、気持ちが落ち着きます。このようなケースでは、「お困りでしょう」「ご不自由でしょう」という患者さんの立場を思いやるコトバが不可欠です。

また、再診の患者さんは「特別扱い」をしてくれることを、ひそかに願っています。ことに、自費診療などで高い治療費を払っている患者さんには、その傾向が強くなりますので、患者さんの心情に十分配慮した言動をとるようにします。クレームに発展しかねないこういうケースについては、対応をしっかり話し合っておきたいところです。予約の優遇についても、院内ミーティングで確認しておきましょう。

行きつけの高級ブランド店で、買ったばかりのスーツのボタンが取れて、なくなってしまったと仮定しましょう。クレームの電話をしたとき、どんな応対をされたら、またそのブランド店で買い物をしようというお気持ちになりますか？　もし「着払いで、上着をお送りいただけませんでしょうか？　すぐに直してお届けにあがります」という誠意のある応対をされたら、もう一度その店の服をお求めになる気持ちがわくかもしれません。しかし、そのときの応対が悪ければ、そのブランド店のイメージは失墜してしまいます。信頼関係を修復するにはエネルギーが必要ですが、そのエネルギーの有無が歯科医院の今後の発展に、大きく影響しかねません。

③「お越しください」「おいでください」というレベルの敬語は、ふだんから使いこなせるようにしておきます。

4 キャンセルや業者さんへの電話応対

〔キャンセルに対する電話応対例〕

スタッフ「はい、○○歯科医院でございます」
患者さん「今日の3時に予約した中山ですが、急用で行けなくなってしまいました。本当にすみません（怒られるかなぁ？）」
スタッフ「中山さんでいらっしゃいますね。承知いたしました。次回のご予約はいかがなさいますか？」①
患者さん「改めて、電話をします（怒られなくてよかった！）」
スタッフ「はい。お忙しい中ご連絡をいただき、ありがとうございました」②

〔キャンセルに対する電話応対例の解説〕

①キャンセルの電話は、患者さんも恐縮しながらかけています。キャンセルの電話を受ける場合は、そういう患者さんの気持ちを察して、やさしい声で応対しましょう。責めるような口調や、トゲトゲしい声にならないように十分注意します。

②キャンセルの電話を受けたら、最後には必ず「ご連絡をいただき、ありがとうござい

第1章 受付は医院の顔! 電話～待合室～診療室までの対応

ました」と付け加えましょう。このひと言には、次のような三つの効果があります。

第一は、患者さんに安堵感を与える効果です。自分に落ち度があって、相手に迷惑をかけてしまう場合、人は多かれ少なかれ負い目を感じるものです。そんな患者さんの気持ちを、このひと言がやさしく包み、安堵感を与えます。

第二は、無断キャンセルを防ぐ効果です。このひと言をいわれた患者さんは「次にキャンセルしなければならないときも、必ず連絡を入れよう」と思います。

第三は、啓蒙効果です。この電話を待合室にいる患者さんが聞き、キャンセルの連絡で責められることはなく、逆に事前の連絡は感謝されるということを学習します。

【業者さんからの電話の応対例】

業者さん「お忙しいところ申し訳ありません。私、○○社の営業の酒井と申します。院長先生はお手すきでしょうか?」

スタッフ「酒井さんでいらっしゃいますね。あいにく院長は診療中でございます。あと1時間ほどで、診療が終わりますが、いかがいたしましょうか?」①

業者さん「(教育の行き届いた、感じのいい電話応対だなぁ)さようでございますか。それでは、1時間後に改めてお電話させていただきます」

スタッフ「お手数をおかけいたしますが、よろしくお願いいたします」②

35

【業者さんからの電話の応対例の解説】

① 業者の方は、いろいろな歯科医院に電話をしています。患者さんとは違う視点で、院内のコトバづかいをチェックしています。相手のつかっているコトバのレベルに合わせた、コトバづかいをするようにしましょう。取次ぎを断るときは、「あいにく」「申し訳ありませんが」など、クッションコトバ（会話のクッション役をするコトバ）を上手につかいます。

② 「お手数をおかけいたしますが」など、相手の気持ちに配慮したクッションコトバを入れ、ていねいな応対をします。

複数の営業マンの話によると、歯科医院のスタッフには、業者または営業とわかった途端、声色を変え、ぞんざいなコトバをつかう人が多いとのことでした。その営業マンたちは、これらのスタッフには二つの想像力が欠けていると指摘していました。

一つは「われわれ営業マンも患者になり得る」という想像力に欠けている。そのチャンスを逃している」ということです。

もう一つは「営業をしていると、情報をたくさんもっているので、"いい歯医者さん知らない？"と聞かれることが多い。しかし、スタッフの応対が悪い歯科医院は紹介する気になれない。そういう想像力にも欠けている」ということでした。

第1章　受付は医院の顔！　電話〜待合室〜診療室までの対応

以上の二つの指摘に加え、忘れてはならないのが待合室の患者さんの耳です。歯科医院のスタッフの電話応対は、待合室の患者さんが聞いているということを自覚する必要があります。

私たちは、相手の二面性を目の当たりにしたとき、相手に不信感を抱きます。患者さんに対してていねいなコトバづかいをしていても、業者さんの電話に対して横柄なコトバづかいをし、受話器を投げつけるように電話を切っていたら、患者さんはそのスタッフの態度に戸惑いを感じます。

相手によって態度を急変させ、受話器を投げつけるように置くスタッフと、どんな電話に対しても穏やかな声で応対し、宝物を扱うように受話器を大切に置くスタッフ。患者さんは、どちらのスタッフに信頼感をもつでしょうか？

ご存じのように、企業では、電話応対の教育に相当の時間を割いています。電話応対の重要性を熟知しているからでしょう。

お忙しい毎日のことと思いますが、ぜひ、もう一度、電話応対を見直していただけたらと思います。電話応対のひと声、ひと言が、歯科医院の雰囲気や診療姿勢を、院外に、そして院内に発信しているのです。

5 待合室での応対とコトバづかいに注意

★コトバづかいの改善に取り組んだある院長先生からのお便り

ある院長先生から、次のようなお便りが届きましたので、了解を得てご紹介します。

「(前略) 当院の電話の応対があまりよくないことは感じていましたが、注意もできず、指導もできませんでした。さっそく、電話応対のチェックシートをミーティングで取り上げ、私自身も自己採点してみました。みんなでワイワイと採点しているうちに、スタッフも私自身も、電話応対の課題に気がつきました。正直なところ、ミーティングもあまり活発ではなかったのですが、あのチェックシート以来、スタッフ同士が自主的に練習しあっています。今まで、勉強する機会を与えなかったことを反省しました(後略)」

このお便りを読み、私は深い感動を覚えました。院長先生の意欲的な取り組みにより、院内の雰囲気が大きく変わるという実証例のひとつです。

★待合室での応対の基本とチェックポイント

ここでは、待合室での応対の基本についてお伝えします。

第1章　受付は医院の顔！　　電話～待合室～診療室までの対応

待合室応対チェックシート（1）

★ＹＥＳの場合は、チェックボックスにチェックをしてお答えください。

①	受付スタッフは背筋を伸ばしてイスに座っていますか？	☐
②	患者さんが受付に来たとき，笑顔で迎えていますか？	☐
③	その患者さんにふさわしいひと言を添えていますか？	☐
④	患者さんとの会話の中に，患者さんの名前を織り込んでいますか？	☐
⑤	保険証の提示を命令形で表現していませんか？	☐
⑥	問診表の記入を依頼するとき，クッションコトバをつかっていますか？	☐
⑦	患者さんの話を聞くとき，患者さんの目を見て聞いていますか？	☐
⑧	患者さんが本当に言いたいことを推察していますか？	☐
⑨	患者さんの質問に対して誠意をもって答えていますか？	☐
⑩	やわらかいイントネーションで話していますか？	☐

受付やスタッフに、こと細かに指導をしていない医院が多く見受けられますので、まずチェックシートにて確認してみましょう。

〔チェックシートの解説〕

①背筋がきちんと伸びた美しい姿勢は、患者さんに信頼感を与えます。
同じ姿勢で座っていると、つい猫背になりがちですが、背筋を伸ばした美しい姿勢で患者さんを迎え入れましょう。

②患者さんが、いよいよ受付にきます。そのとき、手を止め、あたたかな笑顔で迎えていますか？
「患者さんアンケート」からは、「無表情な受付」「事務的な受付」に対する不満の声が聞こえてきます。

初診の患者さんは、不安を抱いて来院しています。笑顔には、その不安を払拭し、緊張感を取り除く大きな力があります。不安を抱いたまま診療室に入るのと、リラックスした状態で診療室に入るのとでは、その後の治療の痛みの感じ方も違ってきます。待合室での満足度が、その後の院長先生とのコミュニケーションにも影響し、治療に対する意欲や、治療に対する満足度にも影響を及ぼします。

③ **一人ひとりの患者さんにふさわしいひと言を添えましょう。**

再診の患者さんなら、前回の治療内容をふまえ、「その後いかがですか？」「お変わりありませんでしたか？」などのひと言を入れてもよいですし、前回の会話を継続させてもよいでしょう。

初診の患者さんなら、差し障りのない天気の話などを入れ、「お足元の悪い中を大変でしたね」「風が強いようですが、大丈夫でしたか？」などと、会話の糸口を探してみるのもよいでしょう。

大切なことは、事務的な応対に終始しないということです。スタッフの人間的なあたたかみを伝えられるようなひと言、自院の「患者さんを尊重する」姿勢を伝えられることが大切です。患者さんが、受付スタッフとのちょっとした会話を楽しみに来院できるような応対が理想です。

④ **患者さんとの会話の中では、患者さんの名前を織り込むようにします。名前を織り込**

第1章　受付は医院の顔！　電話〜待合室〜診療室までの対応

むと、双方の距離が近づきます。

同時に、スタッフの名前を覚えてもらう努力もしましょう。年配の患者さんには、小さな字のネームプレートは読みにくいものです。患者さんからは「スタッフの名前も覚えたいのですけれど、ネームプレートの字が小さくて読めないので残念です」という声をよく聞きます。お互いが名前を覚え、心の通うコミュニケーションにしたいものです。

⑤患者さんとの会話を終え、保険証を提示してもらうときのコトバづかいです。

このときのコトバづかいがぞんざいな受付をしばしば目にします。

「保険証を出してください！」
「保険証は？」
「保険証を持ってきましたぁ？」

……などの言い方です。

とくに初診の患者さんは、受付スタッフの態度から、歯科医院の姿勢や雰囲気を感じ取ります。そして、それが第一印象として後々まで残ります。

どのような言い方をしたら、患者さんを尊重した言い方になるのかを考えた上で、「コトバを選択する」という姿勢をもちたいものです。

ご存じのように、ビジネスシーンでは、命令形をつかうことが少なくなりました。それゆえ、命令形をつかわれることに違和感を覚える患者さんも多くなっています。

「保険証はお持ちでしょうか？」
「保険証はお持ちになりましたでしょうか？」
「保険証をお預かりいたします」

……などと、ていねいなコトバづかいで保険証の提示を求めると、「患者を尊重する歯科医院」という第一印象を与えることができるでしょう。

⑥ **問診表は、歯科医院側の効率を上げるために、患者さんに書いてもらうものです。患者さんにお願いするわけですから、適切なクッションコトバ（会話のクッション役をするコトバ）が必要になります。**

問診表への記入を依頼するときは、「恐れ入りますが」「お手数をおかけいたしますが」などというクッションコトバをつかいます。前述のように、命令形は好まれませんので、「問診表に書いてください」「問診表に記入してください」というような命令形の使用は避けましょう。

命令形の代わりに、「〜していただけますか」「〜していただけますでしょうか？」という依頼表現をつかうと、患者さんに対するていねいな姿勢が伝わります。

なお、敬語にはレベルがありますので、患者さんの層や地域性、歯科医院の目指す接遇によってレベルをお選びください。

〈レベル1〉こちらの問診表に記入していただけますか？

第1章　受付は医院の顔！　電話〜待合室〜診療室までの対応

〈レベル2〉こちらの問診表にご記入いただけますか？
〈レベル3〉こちらの問診表にご記入いただけますでしょうか？

レベル2が中程度の敬語の言い方です。「ご〜して」の元の形は、謙譲語「ご〜する」ですので、患者さんの「記入する」という行為を低める失礼な言い方になってしまいます。同様に「少々、お待ちしていただけますか？」という言い方も、患者さんを低めてしまう表現です。「院長にお聞きしていただけますか？」「お聞きいただけますか？」というと、正しい表現になります。

「お/ご〜していただけますか？」「お/ご〜してくださいますか？」「お/ご〜してください」という表現は、患者さんを低める表現ですので、要注意です。

⑦ **患者さんが話をしているときは、片手間で聞くのではなく、きちんと患者さんの目を見て、適度に相づちを打ちながら真剣に聞きましょう。**

相づちを打っていても、うわの空で聞いていると、患者さんにすぐに伝わり、信頼感を損ねてしまいます。また、相づちは、「はい」と打つようにし、「うん」や「う〜ん」にならないように気をつけます。

⑧ **患者さんの中には、自分の言いたいことを的確に表現できない方、自分が言いたいことを整理できていない方もいます。**

そういう場合は、患者さんの言いたいことを推察し、質問をしながら患者さんの言いたいことを整理していきましょう。

⑨**患者さんからの質問に対しては、誠意をもって答えましょう。そのためには、受付スタッフも、治療内容や診療姿勢を詳しく知っている必要があります。**

受付スタッフに答えられない質問の場合も、「さあ……」「よくわかりません」などという応対は避けなければいけません。また、質問を放置することは厳禁です。必ず、わかる人に質問を取り次ぎ、答えるようにします。

⑩**若い方の発音の平板化が問題になっています。歯科医院の若いスタッフも例外ではないでしょう。**

こうした平板な発音は、聞き取りにくく、冷たい印象を与えます。一語一語のアクセントを大切にしましょう。また、イントネーションがない話し方も気になります。直線的に話すのではなく、曲線をイメージして、やわらかいイントネーションで話すように心がけることです。

なお、イントネーションがよくわからないというスタッフには、拙著『敬語のケイコ・CD付』（日本実業出版社）のCDがお役に立つと思います。ここには、プロによるさまざまな言い回しを録音してありますので、「聞いているうちに、いつの間にか話し方がやわらかくなった」「きれいな話し方ができるようになったら、人間関係が改善された」と

44

第1章　受付は医院の顔！　電話〜待合室〜診療室までの対応

いう声がたくさん届いています。

★スタッフのプロ意識を育てプライドをもって取り組ませる

受付スタッフの表情・態度・コトバづかいなどは、患者さんの気持ちに大きな影響を与えます。暗い表情や冷たい態度、ぞんざいなコトバづかいをされたら、患者さんはマイナスの気持ちになりますし、明るい表情、あたたかい態度、適切なコトバづかいで歓迎されたら、プラスの気持ちで診療室に向かうことができます。

まず、受付スタッフの業務に対するプロ意識を育て、プライドをもって任務に当たってもらうことがスタートです。

「私は、目の前の患者さんに、何をしてあげられるのか？」

「どうしたら、この患者さんは喜んでくれるのか？」

というプロとしての意識をもち続けていると、患者さんの要望を察知し、機敏に反応する行動力が育ってきます。患者さんの心を照らす表情・態度・コトバづかいへの関心も高まってきます。患者さんの誰もが「大切に扱ってほしい」「人間として尊重してほしい」という願いをもって来院しています。その願いに最初に応える立場にいるのが、受付スタッフであることを、強く意識すべきです。

45

6 ワンランクアップした待合室での応対とチェックポイント

応対のレベルを上げることは、一朝一夕にはできません。また、一人の努力でもできません。院長先生とスタッフ全員が心を合わせて、目標に向かうことで、一歩一歩レベルが上がっていきます。チェックシートにて確認してみましょう。

[チェックシートの解説]

①**患者さんの名前は必ず覚えたいものです。**

患者さんとの会話に、患者さんの名前を織り込むことをオススメしましたが、顔を見ただけで、患者さんの名前が出てくるようにしましょう。名前を覚えることが、良好なコミュニケーションのスタートです。「患者さんアンケート」には、「エステのような応対をしてくれる歯科医院に通いたい」という回答が、女性から寄せられるようになりました。「エステのような応対」とは、お客様一人ひとりを主役とした、ていねいで行き届いた応対のことをいいます。

ある大手エステティックサロンでは、お客様の名前を覚えることを全スタッフに徹底さ

第1章　受付は医院の顔！　電話〜待合室〜診療室までの対応

待合室応対チェックシート（2）

★YESの場合は、チェックボックスにチェックをしてお答えください。

①	受付スタッフは，患者さんの名前を覚えようと心がけていますか？	☐
②	患者さん一人ひとりに「あなたはかけがえのない方ですよ」という心のメッセージを送っていますか？	☐
③	患者さんの心の声を聴いていますか？	☐
④	患者さんとの会話の中で，閉じた質問と開いた質問を織り混ぜていますか？	☐
⑤	患者さんとの前回の会話を覚えていますか？	☐
⑥	待たせている患者さんに対して，説明をしていますか？	☐
⑦	待合室の雰囲気が和やかになるように，心配りをしていますか？	☐
⑧	待合室が患者さんにとって，居心地のよい空間になるように努力していますか？	☐
⑨	患者さんに不快感を与えないメイクやヘアスタイルをしていますか？	☐
⑩	すべての患者さんと公平に接していますか？	☐

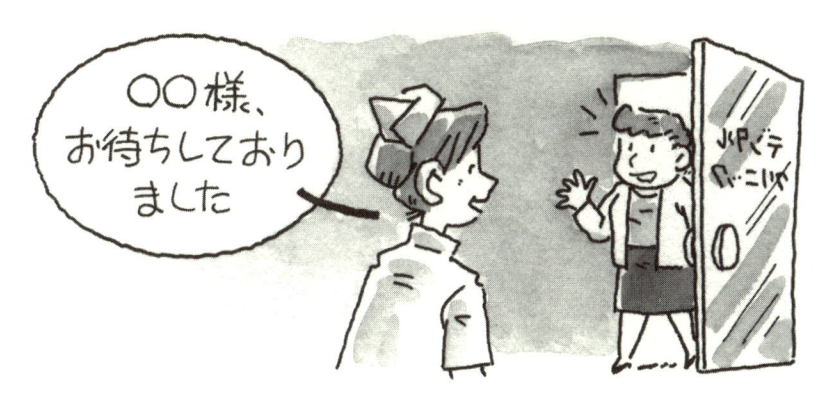

せています。そこでは、お客様がドアを開けた瞬間に「〇〇様、お待ちしておりました」と、最高の笑顔で声をかけています。

歯科医院でそのような声かけをするかどうかは、各歯科医院の目標とする接遇によって違ってきますが、少なくとも、スタッフ全員が患者さんの名前を覚え、「ようこそ私の歯科医院へ」という気持ちで、患者さんを迎え入れたいものです。

②**患者さんは誰もが「自分を大切に扱ってほしい」「価値のある人間として扱ってほしい」という願いをもっています。**

「〇〇さんのために私たちはできる限りのことをします」「〇〇さんにとって最高の治療を私たちはします」という姿勢を分母とした態度・表情・コトバづかいが望まれます。

ベルトコンベアに乗せられたような、機械的な応対に失望している患者さんがたくさんいます。そのような応対からは、患者さんは「大切に扱われている」と感じることができませんし、お互いが心を硬くした状態では、あたたかい人間的な交流を実現することもできません。「患者さんアンケート」には、「あたたかみのある応対」「にこやかな応対」「家庭的な雰囲気」を求める声があふれています。

「〇〇さんは、私たち歯科医院にとってかけがえのない方です」という気持ちをまず抱き、そのハートが患者さんに伝わるように、日々の応対を磨きあげていきましょう。

③**患者さんはいろいろなことを感じていても、コトバに表さないもの。** ふだん、かなり

第1章　受付は医院の顔！　電話〜待合室〜診療室までの対応

率直な物言いをする人でも、「患者」になった途端、オトナシクなってしまいます。

患者さんと会話をする場合は、患者さんのコトバを正確に聞き取ることはもちろん大切ですが、そのコトバの奥に秘められた「心の声」を感じ取り、それにふさわしいコトバをかけてくれたスタッフに、患者さんは信頼感をもつようになります。たとえば、

患者さん（どんな仮歯が入るのかな？　ちょっと心配だな）「今日は仮歯が入るのですよね……」

スタッフ（この患者さんは、不安をもっているのだな。安心させるようなコトバをかけてみよう！）「きれいな仮歯ができていますよ。院長が徹夜して作ったようです。昨日はできていなかったのに、今朝、きれいな歯ができあがっていて、私もビックリしました。今日から、○○さんの笑顔が一層輝きますね！」

患者さん（疲れているのに、先生が私のために夜も働いてくれていたんだ！）「そうですか！　ありがとうございます。楽しみです！」

このように、患者さんの「心の声」に耳を澄ませ、その患者さんにふさわしいコトバをかける姿勢を大切にすると、患者さんはコトバをかけたスタッフを信頼するようになります。スタッフを信頼するようになった患者さんは、自費診療など治療方法で迷った場合も、そのスタッフに相談するようになります。その結果、患者さんと、その場にいない院長先

生との信頼関係を、スタッフがサポートすることもできるようになります。

これは名前を覚えるような単純な作業と違い、訓練が必要となりますが、院長先生とスタッフの会話、スタッフ同士の会話の中でも「心の声」を聴く練習を重ね、患者さんの「心の声」を聴く力をつけていきましょう。

④閉じた質問と開いた質問を織り混ぜましょう。

閉じた質問とは、ひと言で答えられる質問です。という質問には「YES・NO」で答えられます。

開いた質問とは、ひと言で答えることができない質問です。たとえば「雨は降っていましたか?」「外のお天気はいかがでしたか?」「雲行きが怪しくなってきましたよ」などと、たくさんのコトバを必要とします。

患者さんとの会話を深めたいとき、患者さんの真の要望を知りたいときは、開いた質問をつかうと有効です。逆に、初診の患者さんや話すことが苦手な患者さんに対しては、閉じた質問を優先させると、患者さんに負担をかけずに会話ができます。

⑤患者さんに「あなたはかけがえのない方です」という心のメッセージを伝えるには、前回の会話を覚えておくことも大切です。

前回の会話を踏まえ、その話を発展させることができると、患者さんには「私を大切にしてくれている」という満足感が残ります。

50

患者さんとのやり取りを、ノートに記録している歯科医院もありますし、PCに記録している歯科医院もあります。近況に加え、会話からわかったこと、歯科診療に求めているものなども記録しておくとよいでしょう。また、患者さんから何かをプレゼントされたときも、その場で院長先生に伝えるだけではなく、記録しておきます。お礼状を出すと、患者さんとのコミュニケーションが一層深まります。

先ほど紹介したエステティックサロンでも、担当スタッフがお客様との会話で重要なこと（施術の感想、購入した商品とその感想・要望）を記録し、それに店長が必ず目を通し、スタッフ指導の礎にするとともに、今後の展開に生かしています。一人ひとりのお客様の要望に応える努力の積み重ねが、お客様の足をサロンに向かわせているのでしょう。職種はまったく違いますが、参考になる取り組みだと思います。

⑥ **予約してあるのにもかかわらず、10分以上待たされると、内心イライラしてくる患者さんが多いものです。**

とくに、仕事中に訪れている患者さんは、時間どおりに診てくれることを切望しています。

患者さんを待たせてしまう場合は、「お待たせして申し訳ございません」とひと声かけ、「○○分ほどお待ち願えますでしょうか？」と、待ち時間の見通しを伝えることが大切です。

このとき「もう少し、お待ちください」などという命令形の使用は慎むべきです。

⑦**表情・声の大きさ・トーンに気をつけ、和やかな雰囲気づくりを心がけます。**

電話応対の仕方も待合室の雰囲気に影響します。ていねいなコトバづかい、やわらかなイントネーションを心がけ、受話器の取り扱いもていねいにします。

迷惑な電話や、予約なしの患者さんに対してぞんざいな応対をしたとしたら、その応対は待合室の雰囲気に悪影響を及ぼします。どんなにステキなBGMが流れていても、スタッフの言動で台無しになってしまうこともあります。

⑧**洗面所は定期的に点検し、清潔を心がけましょう。**

洗口液や紙コップ、ペーパータオルが常備されている歯科医院も多くなりました。患者さんにとってはうれしいサービスです。洗面所をつかう患者さんが増え、汚れやすくなります。水滴を拭い、ゴミ箱の点検を定期的に行います。排水溝にも気を配ります。

また、人気のある雑誌が揃えてあるのもうれしいサービスです。雑誌を手に取る患者さんが増えると、雑誌が汚れたり、破れたり、本棚に乱雑に置かれたりしがちですので、定期的に点検します。「読み終えた雑誌は本棚に戻してください」というような命令形をつかったコメントを目にすることがありますが、スタッフが整えるのが原則です。

⑨**白衣に着替えたら、白衣にふさわしい髪型、メイクを心がけたいものです。**

ラメメイクやリップグロスは、普段着にはかわいいものですが、白衣には似合わないのではないでしょうか。患者さんの気持ちと、あまりにもギャップがありすぎるキラキラメ

イクは、患者さんに違和感を与えます。患者さんの気持ちに配慮し、控えめなメイクで、見た目からも患者さんの信頼感を得るようにしましょう。

⑩ **親しい患者さんや、つながりのある患者さんだけを特別扱いすると、その他の患者さんは、不公平感や疎外感をもちます。**

東京ディズニーリゾートでは「すべてのお客様をVIPとしておもてなしする」という基本的な考え方をもっているそうです。その姿勢が高いリピート率につながっているのでしょう。

歯科医院で、すべての患者さんをVIPとしておもてなしするためには「今、ここで、目の前の患者さんに何ができるのか」「何をすれば、目の前の患者さんの笑顔が引き出せるのか」「何をすれば、信頼感と安心感をもってもらえるのか」を、受付スタッフが自分の頭で考え、自分のハートで感じ、行動に移すことが必要です。

チェックシートをつかって、院長先生も、スタッフも、ありのままにチェックしてください。そして、待合室での応対について自分のウィークポイントが発見できましたら、それをスタッフが自分の改善目標として設定し、努力します。

そうした個々の目標達成について、院長先生も含め、全スタッフがお互いに支援し合えたら、院内の雰囲気は必ず変わっていきます。

7 ワンランクアップした診療室への導入とチェックポイント

ここまで、電話応対、待合室での応対についてお伝えしました。患者さんが、いよいよ診療室に入ります。ここでは、実際に治療に入る前の「診療室での応対」についてお伝えします。まずは、チェックシートにて確認してみましょう。

[チェックシートの解説]

① **診療室へ患者さんを迎え入れる場合は、ドアのところまで迎えに行きます。**

大切なお客様が自宅にいらっしゃったとき、玄関まで行って出迎えるのをイメージし、笑顔で迎え入れましょう。

② **予約診療の場合、待たせないことが原則です。**

たとえ5分の遅れでも「○○さん、お待たせいたしました」というコトバを添えます。10分近く待たせてしまった場合には「○○さん、大変お待たせいたしました」「お待たせして申し訳ありませんでした」というコトバを添え、「どうぞ、お入りください」と誘導します。

第1章 受付は医院の顔！　電話〜待合室〜診療室までの対応

診療室応対チェックシート

★YESの場合は、チェックボックスにチェックをしてお答えください。

①	患者さんを診療室のドアまで迎えに行っていますか？	☐
②	待たせた場合,「○○さん,お待たせいたしました」とコトバを添えていますか？	☐
③	座ってもらうチェアまで誘導していますか？	☐
④	チェアに座ってもらったときに,きちんとあいさつをしていますか？	☐
⑤	エプロンをかけるとき,患者さんの髪を巻き込んでいませんか？	☐
⑥	足へかけるタオルをていねいにかけていますか？	☐
⑦	ユニットは清潔ですか？	☐
⑧	器具を静かに用意していますか？	☐
⑨	患者さんの顔を見る前に,カルテ・問診表を確認していますか？	☐
⑩	患者さんに,院内の取り組みを理解してもらう努力をしていますか？	☐

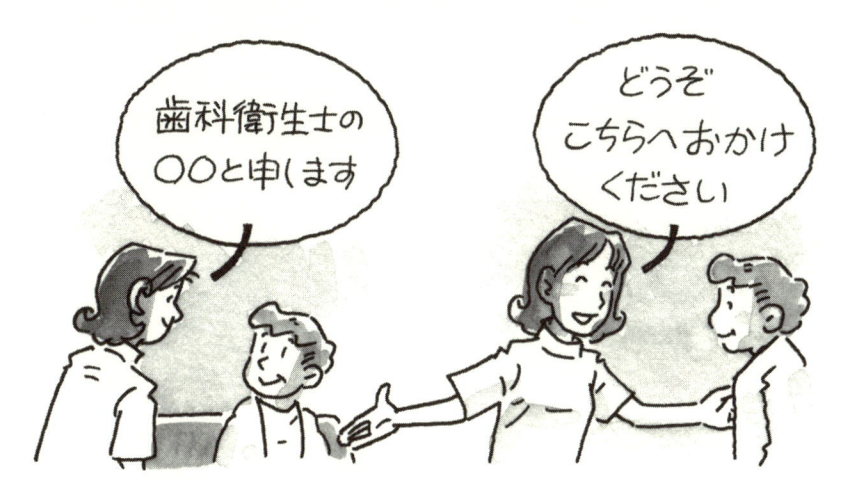

待たせることが慢性的になっている医院もありますが、「待たせて申し訳ない」という気持ちを伝えるのと、伝えないのとでは、患者さんの気分は大きく違ってきます。

仮に、初対面の人と待ち合わせをしたとき、相手が10分近く遅れてきて、悪びれる様子もなく、お詫びのコトバもなかったとしたらどのようにお感じになるでしょうか？　逆に、相手が、息を切らして走ってきて、「お待たせして、本当に申し訳ありません」ときちんと謝ったなら、どのような印象を相手におもちになるでしょうか？

待たせるには、待たせるだけの事情があることは、患者さんもわかっています。だからといって、患者さんの寛容さに甘えていては、「患者さんを尊重する医院」という印象を与えることはできないでしょう。「お待たせして当たり前」という態度ではなく、「お待たせして、本当にすみません」という思いを、態度・表情・コトバによって患者さんのハートに届けましょう。

③ 座ってもらうチェアまで案内し、「どうぞ、こちらにおかけください」と、穏やかな声で伝えましょう。

このとき、「どうぞ」と「ください」の部分をやさしく発声すると、患者さんにやわらかく響きます。「患者さんアンケート」の回答の中に〈こちらにお座りしてください〉というものがありました。この患者さんは、「オスワリ」という表現に驚かれたようです。犬の「オスワリ」を連想させるイ

第1章　受付は医院の顔！　電話〜待合室〜診療室までの対応

また、「お〜してください」は、前にもお伝えしたように、間違い敬語です。「お座りしてください」と表現すると、患者さんを低め、医院のチェアを高めてしまうことになります。「して」を入れるか、入れないかで、高める対象が違ってきてしまうのです。間違い敬語で、患者さんの心証を悪くすることがないように気をつけます。

④患者さんをチェアまで誘導したら、初診の患者さんであるならば、きちんと自己紹介をします。

「院長の○○と申します」「歯科衛生士の○○と申します」などと名乗ります。
はじめて名乗る場合には、「申します」という謙譲語をつかうのが一般的なマナーですが、地域性や患者さんの層、目指す接遇によって、コトバを選択してください。
また、患者さんにスタッフの名前を覚えてもらうお手伝いを、院長先生にもしていただけたらと思います。スタッフの名前を覚えてもらうことは、患者さんとの円滑なコミュニケーションの上でも必要ですし、スタッフ自身の意欲や責任感も高めます。

もし、何年勤務していても、患者さんから名前を呼ばれたことがないとしたら、スタッフの表情は少しずつ曇っていくことでしょう。それが、患者さんにきちんと名前を覚えてもらい、「○○さん、こんにちは」「○○さん、あのね」と声をかけられるようになると、スタッフの表情は輝き、イキイキと、意欲と責任感をもって働けるようになります。

57

ベルトコンベアに乗せられたような診療に対して、患者さんが不快感を覚えるのは、「人間として尊重されていない」と感じるからです。スタッフが、ベルトコンベアの上に流れる商品を扱う〝ロボット〟にならないようにするためにも、患者さんとスタッフが、あたたかい人間関係を築けるように援助をお願いします。

具体的には、初診の患者さんに対して、スタッフ自身が自己紹介するスタッフです。私にいいにくいことがありましたら、○○に気軽にご相談ください」などと、スタッフの長所や院内の信頼関係を伝えるようなひと言を添えて紹介するという方法もあります。

また、前述したように、ネームプレートの字を大きめにし、お年を召した患者さんにも読みやすくする心配りもほしいところです。

⑤ **エプロンをつけるときは、長髪の患者さんの髪を巻き込まないように気をつけます。**髪に触れる場合は、「お髪（ぐし）を失礼いたします」とひと声かけると、ていねいな姿勢が伝わるでしょう。髪を引っ張られるのは、不快なものです。

⑥ **足にタオルをかけてくれるサービスは、女性の患者さんにとってはうれしいものです。**忙しいと、無造作にバサッとかけてしまいがちですが、ていねいにかけましょう。やっと眠りについた新生児にタオルをそっとかけるイメージで、やさしくかけます。

⑦ **どの歯科医院でも、「清潔」を心がけていると思いますが、患者さんが「清潔」と感**

第1章　受付は医院の顔！　電話〜待合室〜診療室までの対応

じるかどうかは別の問題です。

実際、歯科医院にお邪魔してみると、ユニットにいろいろな付着物があるのをしばしば目にします。それは、不潔なものではないのでしょうし、拭き取りや消毒も十分なされているのだと思いますが、見た目の印象として清潔感は感じられないのです。

「患者さんアンケート」の回答を読むと、「清潔な歯科医院に通いたい」「清潔感があるから今の歯科医院が気に入っている」という、「清潔」というコトバが頻出しています。とくに、初診の患者さんは、五感を研ぎ澄まして「この歯科医院に通い続けていいか？」「信頼できそうか？」ということを判断していますので、「清潔感を印象づける」ことも必要だと思います。

⑧器具をガチャガチャと音を立てて扱っているのは、耳障りなものです。

痛みのある患者さんには、それは音の暴力のようにすら思えるものです。器具はできるだけ静かに扱います。繊細なガラス細工を扱うイメージで器具を扱うと、大きな音を立てることもなくなるでしょう。仮に、大きな音を立ててしまった場合には、「失礼いたしました」と、お詫びのコトバを加えるようにします。

⑨患者さんの前に出る前にカルテを確認しておきましょう。

前回の治療内容を踏まえ、「○○さん、仮歯は揺らいでいませんか？」「○○さん、痛みは出ませんでしたか？」などとやさしい表情でコトバをかけると、患者さんは「治療内

容をしっかり覚えていてくれるんだな」「私のことを心配してくれているんだな」と信頼感と安心感をもちます。

逆に、カルテを見ながら「前回は、どこまで治療したんでしたっけ？　右の奥でしたよね？　あれ？　左でしたっけ？」などといわれたら、不安感を抱きます。

ユニットに着いてから、患者さんの前ではじめてカルテを確認することで、患者さんへのコトバがけも変わってきます。そのコトバがけにより、「あなたを、かけがえのない大切な方だと思っています」という心のメッセージも伝えることができるのです。

⑩院内の取り組みを患者さんに理解してもらう努力をしましょう。

ホームページに「ディスポーザブルのコップ、エプロン、グローブを使用しています」と書かれている歯科医院もありますが、その取り組みの意図が、患者さんに正確に伝わっているかどうかには疑問が残ります。ディスポーザブルのコップ、エプロンの利用の意図は、患者さんにとってわかりやすいものですが、グローブについてはどうでしょうか？

「患者さんアンケート」の回答には、グローブについて「清潔な感じがしていいですね」「院内感染に気を配っていることが伝わってきます」というプラスの評価とともに、「感触がいやです。あれは、なんのためにしているのでしょうか？」「汚いものに触るように手袋をはめられるのは不快です」「患者のためにしているのではなく、自分たちが感染し

第1章　受付は医院の顔！　電話〜待合室〜診療室までの対応

ないようにゴム手袋をつけているのでしょう？　その証拠に、患者ごとに、手袋を取り替えていません」「ゴム手袋をしたまま、先生がグロスをベタベタにつけた頭をかきました。その後、私の口の中に手を入れたのです！　ものすごく気持ちが悪かったけれど、何もいえませんでした」などという感想が多く寄せられています。

アンケートの回答により、「グローブをどういう意図でしているのか？」「患者さんごと本当に取り替えているのか？」「グローブは清潔なのか？」という疑問が患者さん側にあることがわかりました。疑問をもちながら、それを伝えない患者さんが多いこともわかりました。グローブに対して不快感を示している患者さんの中に、グローブの着用について、直接、院長先生やスタッフから説明を受けていた患者さんが一人もいないことからも、説明の重要性がわかります。もし、事前に納得のいく説明がされていたならば、不快感は軽減されていたでしょう。

★ **患者さんに医院の新しい取り組みを正しく伝えるのもスタッフの役割！**

どんなに患者さんのためを思った取り組みであっても、それを正しく伝える努力をしなければ、患者さんには理解しようがないのです。それが、新しい取り組みであればあるだけ、伝える努力を惜しんではいけないということを実感しています。

第2章

患者さんにやさしい診療室内のコトバづかい

1 診療室で患者さんを傷つけるコトバづかいに注意！

★**患者さんを傷つけ・不快にさせるこんなコトバを使っていませんか？**

ここまでチェックシートを使い、受付～待合室～診療室での応対について、その留意点などを解説してきました。ここでは〈患者さんが傷ついたコトバ・不快になったコトバ〉を取り上げてみます。次ページに紹介するのは、「患者さんアンケート」に複数回答が寄せられたものですが、順を追って解説していきましょう。

① 「口を開けて！」

唐突に「口を開けて！」と表現されることに、違和感をもったという回答が数多く寄せられました。私たちが腹痛で内科に出向いたとき、先生から開口一番、「ズボン下ろして！」といわれたら、戸惑いを感じるのと同じことなのでしょう。診察してもらうには、ズボンを下ろさなければならないことはわかっていても、その前に、「お腹を拝見しましょう」というひと言がほしいところです。

この「患者さんアンケート」で一番多かったのは、治療の最中に「もっと口を大きく開けて」といわれるのがツライ、という回答でした。

64

第2章　患者さんにやさしい診療室内のコトバづかい

患者さんが傷ついたコトバ・不快になったコトバ

① 口を開けて！
② どうしてこんなになるまでほうっておいたんですか？
③ ヒドイなぁ！
④ 歯を磨いてきてください！
⑤ 歯槽膿漏です！
⑥ 無断キャンセルは迷惑だとわかっているんですか？
⑦ 2回無断キャンセルをしたら，次から予約を取りませんよ！
⑧ お子さんのむし歯は，親の責任ですよ！

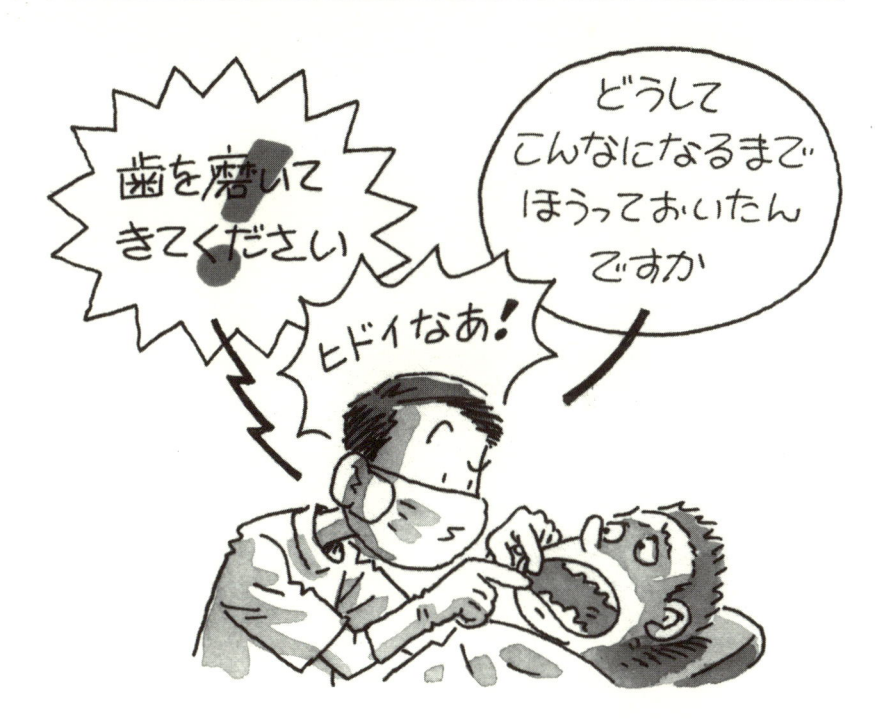

② 「どうしてこんなになるまでほうっておいたのですか？」

自分の手入れが悪くてむし歯になったことは、患者さんは十分承知しています。「むし歯は自己責任」という意識が定着してしまっているだけに、追い討ちをかけるように責任を追及されると、患者さんは身の置き所がないような気持ちになってしまいます。ましてや、信頼関係の成立していない初診の患者さんに、このようなコトバを発するのは、かなりのリスクをともなうでしょう。

先生が夏カゼをこじらせて、病院にいらっしゃったと仮定しましょう。そのとき、「どうしてこんなになるまでほうっておいたんですか？ 自己管理ができていませんね！」という内科の医師と、「お忙しかったのですね。こんな状態で診察をなさっていたなんて、おツラかったでしょうね」という医師、どちらに信頼感をおもちになるでしょうか？

「こんなになるまで、よくほうっておきましたね」も、「おツラかったでしょう」も、コトバを発する手間は同じです。患者さんの立場に思いを馳せ、患者さんのハートがあたためられるコトバを発したいものです。

③ 「**ヒドイなぁ！**」

これも②と同様に、患者さんがよくいわれるコトバです。「歯科医師セミナー」でも取り上げていますが、「今まで、無意識にいっていました」とおっしゃる先生が多いのです。

66

第2章 患者さんにやさしい診療室内のコトバづかい

患者さんを傷つけるのは、無造作に発したコトバです。先生からご覧になって「ヒドイ状態」であるということは、患者さんは、不自由な思いをしてきたり、痛みがあったりしたはずです。それを放置せざるを得なかった患者さんの生活環境に配慮した上で、コトバを発したいものです。

④ 「歯を磨いてきてください！」

「歯を磨いてきてください」の前に、「キタナイなぁ」というひと言をいわれた患者さんも複数いました。通院するたびに歯垢染め出し液で点検され、閉口しているというお年を召した方もいました。

仕事中に治療に駆けつけた場合など、十分にブラッシングする時間が確保できない患者さんもいます。お年を召した方の中には、手が思うように使えず、磨き残しがある患者さんもいるでしょう。一人ひとりの患者さんの状況に配慮した態度が求められます。

また、洗面所に使い捨ての歯ブラシやデンタルフロス、洗口液を用意しておくのも、忙しい患者さんにとっては、うれしいサービスになるでしょう。

⑤ 「歯槽膿漏です！」

「歯槽膿漏です！」と宣告されてショックを受けた、という話はよく耳にします。ほとんどの場合、病名を告げられた記憶だけで、治療方法や励ましのコトバについての記憶はないようです。もっとも、最近は「歯槽膿漏」ではなく「歯周病」といいますが……。

患者さんの中には、「歯槽膿漏＝不治の病」という認識の方も多いので、治療方法について説明があったとしても、ショックのあまり、説明をしっかり受け止める余裕がなかったのかもしれません。歯槽膿漏の改善例などの写真を提示しながら、一緒に頑張って治療していこうという、提案と励ましのコトバが添えられると、患者さんの意欲も変わってくるものです。患者さんが前向きに治療に取り組めるような、わかりやすい説明と励ましのコトバがほしいところです。

⑥「無断キャンセルは迷惑だとわかっているんですか？」

無断キャンセル常習者の患者さんは別として、無断キャンセルは、ほとんどの場合、予約したことを忘れてしまっているのではないでしょうか。

仮に、先生がデートの約束をすっかり忘れてしまっていたとします。「どうして忘れたの？ 仕事？ そんなこと理由にならないわよ」と責める相手と、「連絡がなかったから心配していたのよ。大丈夫だった？」と心配する相手、どちらの相手に「申し訳なかった」という気持ちをもたれるでしょうか？ 「もう一度会いたい」という感情がわいてくるのは、どちらの相手でしょうか？

キャンセル常習者など、時には強くいわなければ伝わらない患者さんもいることとは思いますが、真面目な患者さんほど、無断キャンセルには恐縮しているものです。治療中にはライトを患者さんに当てるように、患者さんのタイプや状況に応じて、コトバを選択す

68

第2章 患者さんにやさしい診療室内のコトバづかい

べきです。歯科医院側の都合や感情にスポットライトを当てて、コトバを発することがないように気をつけましょう。

また、いいにくいことを相手に伝えるときは、「Iメッセージ」の使用をおススメします。「Iメッセージ」とは、自分を主語にした表現方法です。「YOU」を主語にするとキツク響いてしまいそうなときは、「I」を主語にして伝えてみます。

《例》 YOUメッセージとIメッセージ

「どうして無断でキャンセルしたんですか？」 → YOUメッセージ
「ご連絡がなかったので心配していました」 → Iメッセージ
「電話1本入れられないんですか？」 → YOUメッセージ
「予約時間前に、ご連絡いただけると助かります」 → Iメッセージ

⑦ 「2回無断キャンセルをしたら、次から予約を取りませんよ！」

「2回無断キャンセルをしたら……」という表現は、歯科医院のパンフレットやホームページでも見かけることがあります。それだけ、無断キャンセルで困っている歯科医院が多いということでしょう。

しかし、前述のような表現は一種のおどしであり、患者さんからの信頼を損ねることはあっても、患者さんとの信頼関係を育てるものではないでしょう。患者さんの中には、無断キャンセルがいかに歯科医院に損失を与え、迷惑をかけるものであるか、ということを

69

想像できない方も多いのです。

事前に「○○さんのために、○○分、時間をお取りしてお待ちしています。次回は○○の治療をします」と伝えることで、予約の重みを伝えることができます。そして、次回の治療に対するイメージをもってもらうことで、記憶を定着させることもできます。

無断キャンセルをした患者さんに、電話をしたり、メールやハガキを出したりしている歯科医院もありますが、その際には、あくまでも「患者さんを心配している」という姿勢を伝えるように、コトバは慎重に選びたいものです。

⑧「**お子さんのむし歯は親の責任ですよ！**」

「子どものむし歯は親の責任」ということは、育児雑誌や母親学級でも再三いわれていますので、「子どものむし歯は親の責任」という意識は定着していると考えていいでしょう。責任感の強い親ほど、むし歯にしてしまった負い目を感じていますので、追い討ちをかけるような表現は慎みたいものです。

また、働く母親が増えている現在、子どもを歯科医院に連れていく時間が確保できない場合も多いのです。やっと休みを取って連れて行ったときに、冷たいコトバと視線を浴びせられたら、どんなによい治療を受けても、「よい歯科医院だ」という印象はけっして残りません。

連れてきたことそれ自体を認め、励ましながら、あたたかい眼差しで親を包んだならば、

第2章　患者さんにやさしい診療室内のコトバづかい

親はホッとするはずです。その結果、「よい歯科医院に出会えてよかった」と思うでしょう。そして、それがいわゆる「口コミ」の対象にもなるのです。ですから、よい評判も、悪い評判も、新米ママたちは、自分が不安なだけに、いつも情報を求め、発信しているのです。

★患者さんに対するいたわりのコトバはいずれ自分たちに返ってくる

ここで「患者さんアンケート」に寄せられた若いお母さんからの一文を紹介します。
——毎日、歯磨きを頑張ってきたのに、息子をむし歯にしてしまいました。"頑張ったのにむし歯にしてしまいました"と先生にいったところ、先生は"お母さんが頑張ったから、このくらいのむし歯ですんだのですよ"とやさしくいたわってくださいました。怒られるとばかり思っていたのに、思いやりのあるコトバをかけてもらい、ジーンとしました。これからも歯磨きを頑張ろうという気持ちになりました——

先生のひと言が患者さん一家を励まし、勇気づけた一例です。
患者さんに対するあたたかい眼差し・態度・コトバは、患者さんのために発信するものですが、それはきっと、先生ご自身や歯科医院で働くスタッフにさまざまな形で返ってくることでしょう。

2 診療室でのコトバづかい 良い例・悪い例 Part 1

★「がっかり例」と「ニコニコ例」——ここが決定的に違う

次に、実際の診療室での応対の例を取り上げ、応対のあり方について考えていきます。

「がっかり例」とは、患者さんが診療室での応対に失望してしまう例です。

「ニコニコ例」とは、患者さんを満足させる例です。

「がっかり例」の解説では、どこが、なぜ問題なのかを指摘し、「ニコニコ例」の解説では、どこが、どのようによかったのかを指摘していますので、ぜひ参考にして、「患者さんの気持ちを考えたコトバづかい」を実践していただけたらと思います。

★患者さんに接する日頃の姿勢・尊重する気持ちが正しいコトバづかいを育てる

患者さんを尊重する気持ちを「正しく美しいコトバづかい」「やわらかなイントネーション」で届けたとき、患者さん側に、先生やスタッフに対する信頼感が育っていきます。

常日頃から、医院全体として「患者さんの大切さ」「患者さんあっての歯科医院」というスタンスをとるように、スタッフを指導するとともに、先生ご自身も患者さんを大切に

72

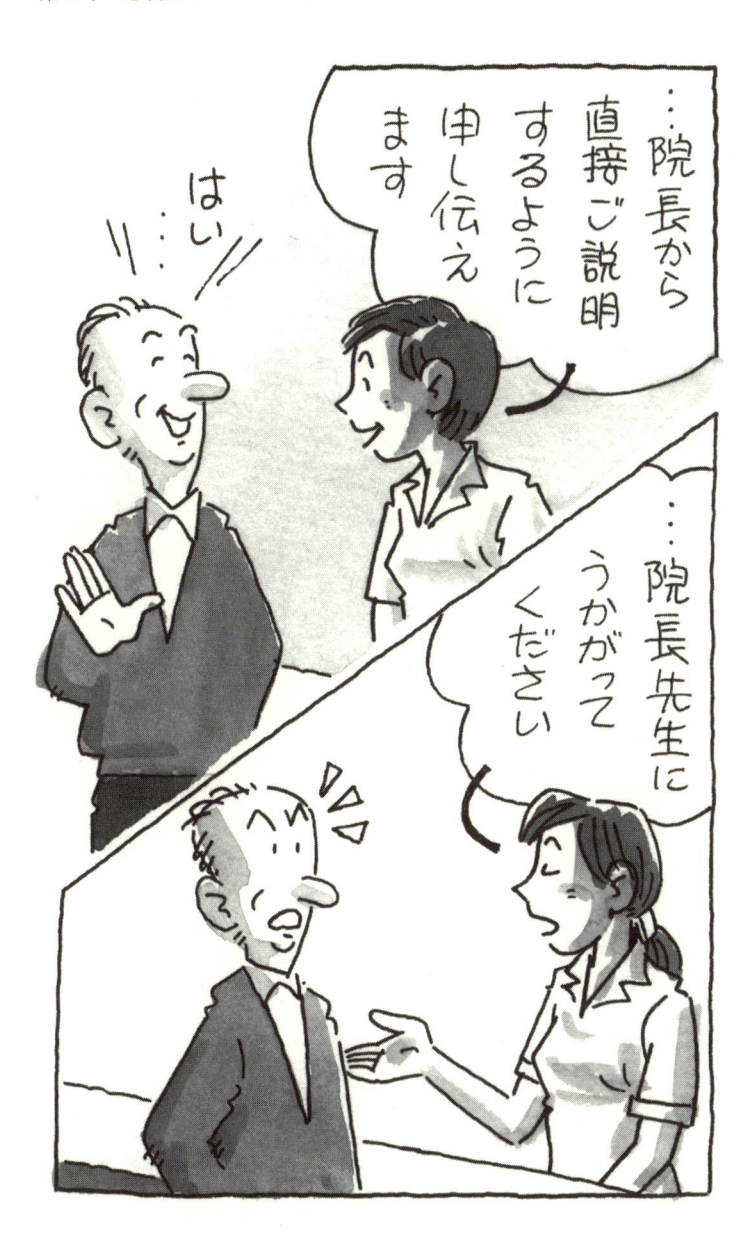

第2章　患者さんにやさしい診療室内のコトバづかい

扱う姿勢を見せていくことが、今後、より重要になっていくはずです。それには、やはりコトバづかいがスタートになります。

…院長から直接ご説明するように申し伝えます

はい…!!

…院長先生にうかがってください

73

〔診療室での応対のがっかり例A〕

患者さん「今後の治療についてうかがいたいことがあるのですが……」①
スタッフ「治療については、院長先生にうかがってください」②
患者さん「はい……」③

〔がっかり例Aの解説〕

①院長先生には聞きにくいことを、スタッフに聞く患者さんもいます。患者さんの気持ちをくみ取り、適切で、あたたかい応対をしたいものです。

②患者さんの気持ちに対する配慮も足りませんが、敬語の使い方も間違っています。「うかがう」は謙譲語です。

この使い方ですと、患者さんを低め、自院の先生を高めてしまいます。患者さんに対して、大変失礼な言い方ですので、要注意です。

③この患者さんは、スタッフの不親切な応対や、自院の先生を高める態度にがっかりしています。

74

第2章　患者さんにやさしい診療室内のコトバづかい

【診療室での応対のニコニコ例A】

患者さん「今後の治療について、うかがいたいことがあるのですが……」
スタッフ「はい、どのようなことでしょうか？」①
患者さん「治療にかかる期間を知りたいのです」②
スタッフ「治療にかかる期間についてですね。期間がわからないとご心配でしょう。院長から直接ご説明するように申し伝えます」③
患者さん「はい、お願いします」

［ニコニコ例Aの解説］

① 「どのようなことでしょうか？」と、やわらかいイントネーションで尋ねることで、患者さんが話しやすい雰囲気をつくり出します。

② スタッフが、やさしい笑顔で、心をこめて応対すると、患者さんも安心して質問することができます。

③ 患者さんの質問を確認し、正確に把握します。そして、患者さんの気持ちに共感するひと言を添えます。
　自院の先生の行為は、謙譲語「ご説明する」を使って低め、間接的に患者さんを高める表現をします。

【診療室での応対のがっかり例B】

先　生「定期検診はいつごろやられましたか?」①
患者さん「よく覚えていませんが、1年ほど前だったと思います」
先　生「そのワリにはヒドイなぁ……」②
患者さん「そうですか……」③
先　生「あとで歯磨き指導をして差し上げますよ」④
患者さん「はぁ……」

【がっかり例Bの解説】

① 男性が使うのをしばしば耳にしますが、「やられる」という表現で、相手に敬意を伝えるのはむずかしいでしょう。「なさいましたか」という尊敬語を、コトバの引出しに入れておきたいものです。

② どのようにヒドイ状態であっても、「ヒドイ」は禁句ですね。

③「ヒドイ」という強い表現をされて、患者さんはコトバを失ってしまいます。

④「……て差し上げる」は、恩着せがましい言い方です。患者さんに心地よく響く表現を心がけたいものです。

第2章　患者さんにやさしい診療室内のコトバづかい

【診療室での応対のニコニコ例B】

先　生「定期検診はいつごろなさいましたか?」①
患者さん「はい、1年ほど前だったと思います」
先　生「むし歯ができていますが、何かお心当たりはありますか?」②
患者さん「子育てが忙しくて、歯磨きを十分にできなかったのです」
先　生「子育ては大変ですよね。のちほど、お子様のためにも、お子様と一緒に今日から歯磨きを頑張ってください。のちほど、スタッフが歯磨き指導をいたします」④
患者さん「はい！よろしくお願いします」

[ニコニコ例Bの解説]

① 「なさいましたか」というレベルの高い尊敬語を使っています。「されましたか」という表現もありますが、レベルが低いことを覚えておいてください。

② 「お心当たり」も尊敬語です。「お」をつけるだけで、患者さんへの敬意を表現できます。

③ 先生が、穏やかに、ていねいな応対をすると、患者さんの気持ちも打ち解けます。

④ 患者さんの生活環境に思いを馳せたひと言を発すると、患者さんとの心理的な距離が近づきます。「お子様のためにも」というひと言で、患者さんの意欲も高まります。

【診療室での応対のがっかり例C】

先　生「それでは、レントゲンを撮ります」①
患者さん「はい……」②
先　生（スタッフに）「○○さんをレントゲン室に連れて行って」③
スタッフ「○○さん、こっちです」④

〔がっかり例Cの解説〕

①レントゲンを撮ることに抵抗がある患者さんも多いので、レントゲンを撮る場合には、その必要性について、十分な説明がほしいところです。

②レントゲンを撮られることに抵抗や疑問があっても、それを口に出せない患者さんもいます。患者さんの表情から、患者さんの気持ちを察知したいところです。

③「連れて行って」では、まるでどこかへ拉致するようで、患者さんに対する敬意がまったくありませんね。

④「こっち」は普段着のコトバです。白衣に着替えたら、白衣にふさわしいコトバを選択しましょう。

第2章　患者さんにやさしい診療室内のコトバづかい

【診療室での応対のニコニコ例C】

先　生　「歯の根の状態を詳しく調べたいので、レントゲンを撮りたいのですが、よろしいでしょうか？」①
患者さん　「はい、お願いします」②
先　生　（スタッフに）「○○さんをレントゲン室にご案内して」③
スタッフ　「○○さん、レントゲン室にご案内いたします。こちらへどうぞ」④

【ニコニコ例Cの解説】

① レントゲンを撮る理由を説明し、患者さんの意向をていねいに聞きます。「いいですか？」→「よろしいですか？」→「よろしいでしょうか？」の順にていねいになります。地域性や患者さんに合わせて、敬語のレベルを選択してください。

② わかりやすい説明や意向の確認で、患者さんも納得してレントゲン室に向かいます。

③ 「ご案内して」は、スタッフの行為を低め、患者さんを高める表現です。患者さんを尊重していることを、スタッフへのコトバづかいで、間接的に表現します。

④ 「ご案内いたします」は謙譲語で、自分の行為を低め、患者さんに対する敬意を表します。また、「こちら」という改まり語を使い、歯科医院の品格を保ちます。

【診療室での応対のがっかり例D】

先　生「レントゲンについて説明しますので、こちらのレントゲンを拝見してください」①

患者さん「はぁ……」②

先　生「根の先にカゲがありますが、わかられますか?」③

患者さん「はい、わかりますが……」

【がっかり例Dの解説】

① 「拝見する」は謙譲語です。「見る」人を低め、「見る」対象を高める働きがあります。この使い方だと、患者さんを低め、レントゲンを高めてしまうことになります。

② ていねいなコトバを使おうとしている先生の気持ちは伝わりますが、このような間違い敬語は、患者さんの信頼感をそこねてしまうオソレもあります。

③ 動詞に「れる」「られる」をつけて尊敬語にする方法があります。簡単に尊敬語にることができるので、気軽に使われていますが、「わかられますか?」は、違和感の残る表現ですね。

80

第2章　患者さんにやさしい診療室内のコトバづかい

【診療室での応対のニコニコ例D】

先　生「レントゲンについてご説明しますので、レントゲンをご覧ください」①
患者さん「はい」
先　生「根の部分にカゲがありますが、ご確認いただけますか？」②
患者さん「はい、確かにあります」

【ニコニコ例Dの解説】

① 「見る」を尊敬語で表現すると、「ご覧になる」です。レベルの高い尊敬語ですので、積極的にお使いになることをおススメします。

② 「わかりますか？」を尊敬語にすると、「おわかりになりますか？」となりますが、この場面では、「おわかりになりますか？」という表現のほうが、患者さんにやわらかく伝わります。「ご確認いただけますか？」という表現よりも、「ご確認いただけますか？」と正しくても、患者さんに違和感を与える表現では、せっかくの敬語も台無しです。患者さんに心地よく響く表現を工夫しましょう。

3 診療室でのコトバづかい 良い例・悪い例 Part 2

【診療室での応対のがっかり例 E】

先　生「今日は、お花をいただいたそうで、わざわざすみません」①

患者さん「はあ……」②

【がっかり例 E の解説】

① 患者さんからお花をプレゼントされたのに、その花を見ずに、患者さんに応対しています。また「わざわざ」には、「持ってこなくてもよいのに、持ってきた」というニュアンスがあります。

その上、「すみません」と表現したのでは、患者さんは「この先生は喜んでくれたのだろうか？」と不安になります。

② 先生の「わざわざすみません」という応対にがっかりしてしまっています。

第2章 患者さんにやさしい診療室内のコトバづかい

【診療室での応対のニコニコ例E】

先　生「○○さん、今日はきれいなお花をありがとうございます。こんなきれいなお花があると、診療室が明るくなります」①

患者さん「喜んでいただけると、持ってきた甲斐があります。今日は先生のお誕生日だから、持ってきました」②

先　生「ありがとうございます！　覚えてくださったのですね」③

患者さん「いつもお世話になっていますから……」④

[ニコニコ例Eの解説]

① 先生が、お花をきちんと見た上で、応対しています。そして、「ありがとうございます」と感謝の気持ちを表現し、喜びを伝えています。

② 先生が喜んでくれると、患者さんにも笑顔が生まれます。プレゼントをする患者さんは、先生の笑顔を思い浮かべて、プレゼントを選んでいることを想像してください。

③ 照れて「それは、どうも」などというコトバで済ませてしまいがちですが、感謝の気持ちはコトバできちんと伝えたいものです。

④ 先生に喜んでもらえたこと、先生と親しく会話ができたことで、この患者さんは満たされた気持ちになります。今後のコミュニケーションも円滑にすすむでしょう。

【診療室での応対のがっかり例F】

先　生　「……という優れた点があるので、当院では、セラミックをおススメしてござい ます」①
患者さん　「そうなんですか……、保険のものと違いがあるのですか？」②
先　生　「ですからぁ、セラミックは……」③

〔がっかり例Fの解説〕

① 「当院では」という説明では、患者さんは一歩を踏み出しにくいことでしょう。また、「……してございます」という表現が流行し、どのような場面でも「してございます」を使う方が多くなっていますが、場面にふさわしい適切な敬語を使いたいものです。不適切な敬語の使用は、患者さんに違和感を与え、患者さんに「もしかして、先生のセールストーク？」という不安を与えかねません。

② 先生の表現の中に、不安を感じてしまっています。

③ 患者さんの中には、説明がなかなか理解できない患者さんもいます。そのような患者さんに対しても、「ですから」「何度も説明しているとおり」などという表現は、控えたいものです。

第2章　患者さんにやさしい診療室内のコトバづかい

【診療室での応対のニコニコ例F】

先　生「セラミックには、……という優れた点がありますし、○○さんはお仕事上、人と話をする機会が多いのですよね？」①

患者さん「はい、そうなんです。営業をしていますので、人と話さない日はありませんね」②

先　生「お仕事上、第一印象は大切ですよね。その点、○○さんにはセラミックはオススメです。透明感が違いますから、お顔全体の印象が明るくなりますよ」③

患者さん「そういうものですか。顔全体の印象が明るくなるとは、いいですね」④

先　生「セラミックに替えた患者さんからは"笑顔に自信が持てるようになった"という声をたくさん聞いています」⑤

患者さん「そうですか！　それでは、私もセラミックでお願いします」

【ニコニコ例Fの解説】

①患者さんの仕事や生活環境を考えて、セラミックを提案しています。

②自分の仕事を理解し、その上でススメてくれていることを知り、患者さん側に、先生に対する信頼感が生まれます。

③具体的に、患者さんがイメージしやすいように「お顔の印象が明るくなる」と説明しています。

85

④患者さんも、「顔の印象が明るく」なることで生まれる仕事上のメリットを、具体的に想像することができます。

⑤患者さんからの反応を伝えています。他の患者さんからの反応を、数多く把握するためには、日常的に、患者さんとの会話を大切にし、患者さんの声に耳を澄ませる必要があります。

このように、患者さんからの反応は説得力があります。

【診療室での応対のがっかり例G】

先　生「なんで、こんなむし歯にしたんですか？」①
保護者「ジュースが大好きでして……」
先　生「ってゆーか、ジュースはどんなものを飲ませていますか？」②
保護者「はい、100パーセントのジュースを飲ませています」
先　生「100パーセントのジュースって、ストレートですか？」③
保護者「濃縮還元のものです。ストレートのものは、高いので……」
先　生「だから、ダメなんですよ。濃縮還元のものは、砂糖がたっぷり入っているじゃないですかぁ」④

【がっかり例Gの解説】

①初めて子どもを連れていった歯科医院で、責めるような言い方をされると、それだけ

第2章　患者さんにやさしい診療室内のコトバづかい

で、保護者は先生に対して距離を置いてしまいます。

② 責められると、心を硬くしてしまい、心も閉じた状態になってしまいます。

③ 「ってゆーか」は、若い方を中心に広まった表現ですが、徐々に年配者にも広まってきています。相手に不快感を与えるオソレがありますので、先生、スタッフとも、診療室では、「ってゆーか」は使わないように注意したいものです。

④ 「だからダメなんですよ」というような表現も、最近流行の表現ですが、診療室では厳禁です。「……じゃないですかぁ」も、押しつけがましい表現なので、使用を控えたいものです。

とくに、若いスタッフと働いている先生は、こうした表現を知らず知らずのうちに、コトバの引出しに入れてしまっている場合がありますので、ぜひ一度点検なさってみてください。

【診療室での応対のニコニコ例G】

先　生「むし歯がありますが、何かお心当たりはありますか?」①
保護者「ジュースが大好きでして、そのせいですか?」
先　生「市販のジュースには、砂糖がたくさん入っていますから、その影響も考えられます」②
保護者「そうなんですか。100パーセントのものでも、砂糖が入っているのですか?」
先　生「砂糖が入っていることを知らない方も多いのですが、濃縮還元のものには入っていますね。○○さん、○○ちゃんと一緒に、ご家庭でジュースをお作りになってはいかがでしょう。楽しいし、ダラダラ飲みもなくなりますよね?」③
保護者「そうですね。子どもと一緒に作ったら、親子のコミュニケーションも取れるし、一石二鳥ですね。早速、試してみます!」④

〔ニコニコ例Gの解説〕

① 保護者に対しては敬意を払い、「お心当たり」という尊敬語を使ってみましょう。また、やさしい表情で質問すると、「責められた」という印象を与えないで済みます。

② 〔がっかり例〕のように説教するのではなく、この例のように誠意をもって説明すると、保護者も受け入れやすくなり、会話をしやすくなります。

88

③歯に対する情報だけではなく、食生活に関するアイデアも伝えると、「子どもの健康について、心を込めてサポートしてくれる先生」という印象を与えることもできます。また、会話の中で、子どもの名前を織り込むように心がけると、保護者との距離が近づきます。

④子どもの飲み物を含めたおやつについて、悩んでいる保護者、知識がない保護者も多いので、他の患者さんやスタッフからアイデアを募り、いつでも、保護者に提案できるようにしておくのも一案です。

★**患者さんの立場に立って、患者さんの気持ちを考えることが大事！**

大切なことは、院長先生が、患者さんの立場になってものを見て、考え、患者さんの気持ちを想像することです。そうすることで、おのずと患者さんに受け入れられやすい表現がなされ、患者さんに伝わっていきます。

毎日の努力の積み重ねが、患者さんとの信頼関係を築き上げていきます。そして、先生のそうした姿勢は、スタッフにも影響を及ぼしますし、必ず患者さんのハートに届くはずです。先生が変われば、スタッフもおのずと変わります。医院も、患者さんに好まれる医院に変わります。コトバは良くも悪くも、患者さんの心に影響を与えるもの。使い方には要注意です！

4 診療室でこんなコトバづかいはやめよう！

★コトバづかいにもTPOがある——白衣にふさわしい品格のあるコトバを！

服装にTPOがあるように、コトバづかいにもTPOがあります。白衣にふさわしい品格のあるコトバを使いたいものです。

ふだん着を白衣に着替えた途端、コトバも着替えることができればよいのですが、ふだんのコトバから白衣のコトバへ完璧に着替えることができるのは、よほど鍛錬された人か器用な人です。

まず、口ぐせになっている「いまどきのコトバ」を取り除きましょう。そして、ふだんから明快で的確な表現をするように心がけることが、白衣のコトバを磨く近道です。

ここでは、コミュニケーションのさまたげになる「いまどきのコトバ」を取り上げることにします。次のような「いまどきのコトバ」が、医院のコトバの引出しに入っているかどうかを、チェックなさってください。そして、もしも医院のコトバの引出しに、次のような表現が入っていたとしたら、先生・スタッフとも、力を合わせて、白衣にふさわしいコトバに衣替えをなさってみてください。

第2章　患者さんにやさしい診療室内のコトバづかい

【いまどきのコトバの例】

① 「保険の歯って、色が不自然じゃないですかぁ」

② 「**僕的には**、自費診療になりますが、オールセラミッククラウンが**わり**とおススメなんですよ」

③ 「色が不自然だと、どうしても口元に自信 **（？）** がもてないっていう患者さんが**ケッコウ**多いんですよ」

④ 「**なんか**、患者さんの中でも、保険の歯にしたあとで、**やっぱ**、オールセラミッククラウンに替えてくださいっていう患者さんがかなりいます」

⑤ 「**ってゆーか**、オールセラミッククラウンだと、ブラックマージンの心配もありませんからね」

⑥ 「**ですから**、歯ぐきのところに出る黒い色をブラックマージンって呼ぶんです」

⑦ 「せっかく歯を白くしても、歯ぐきとかが黒いって、見た目が悪いですよね？」

⑧ 「オールセラミッククラウンの治療ということで、**よろしかったでしょうか？**」

⑨ 「こちらが、オールセラミッククラウンの治療例**になっております**」

⑩ 「家で相談なさるのですね。それでは、**週末**までに結論**のほう**をお知らせくだされば、**全然大丈夫**ですよ」

91

【いまどきのコトバの解説】

① **「じゃないですかぁ」** は、流行りの言い方で、「じゃないですかぁ」を耳にしない日はないほどですが、相手にムリヤリ同意を求めるニュアンスがあります。「押しつけがましい」と受け取る人も多いですし、「(じゃないですかぁ)っていわれても……」と困惑する人も多いですから、陰で「居酒屋先生」と呼んでいるそうです。

ある歯科医院で、若い勤務医の先生が、「お大事にィ〜！」とか「お待たせしましたぁ〜！」と威勢よくいっているのを耳にしたことがあります。患者さんたちは、ナレナレしく、だらしない印象を、患者さんに与えてしまいます。そして、「語尾のばし」は、ナレナレしく、だらしない印象を、患者さんに与えてしまいます。

ある歯科医院の「語尾のばし」が、歯科医院のそばにある居酒屋の店員の口調に似ていることから、陰で「居酒屋先生」と呼んでいるそうです。この「語尾のばし」を改めるだけでも、きちんとした印象を患者さんに与えます。

② **「僕的には」「私的には」** という言い方が、若い世代を中心に広がっていますが、「〜的」「〜系」のようなぼかし表現は信頼感をそこねます。

「わりと」も、アイマイな表現ですので多用は慎みたいものです。「わりとおススメです」では、自信をもってススメてくれているのか、患者さんも不安になってしま

92

第2章 患者さんにやさしい診療室内のコトバづかい

います。

③ 会話の途中で、**無意味に語尾を上げる**のを、「半クエスチョン形」と呼びます。最近は、年配者でも使用する人が増えてきていますが、この「半クエスチョン形」を嫌う人もたくさんいますので、注意が必要です。

この場合の「ケッコウ」も、アイマイな表現ですね。多用すると、耳障りになります。この「ケッコウ」も、会話の中で無意味に使う人が増えています。

④ 「**なんか**」「**みたい**」「**っぽい**」もふだん使っていると、大事なシーンでも口にしてしまいます。「ふだんから使わない」という心構えが必要でしょう。自分の口ぐせは、自分では発見しにくいものですから、院内でお互いに注意しあうのもよいでしょう。

「やっぱ」も、ふだん着・友達コトバです。「やはり」というコトバに着替えるだけで、改まった雰囲気を醸し出せます。

⑤ 「**ってゆーか**」「**てか**」「**つーか**」も年配者には不評です。NHK放送文化研究所の調査（2003年・4月発表）では、63パーセントの人が「人が話すのを直接聞いたことがある」と回答しています。

『現代用語の基礎知識』に初登場したのが、1992年のことですから、この10年で広がったコトバのひとつといえるでしょう。会話のはじめに意味もなく、「って

ゆーか」を使う人、また、相手の話を軽く否定するときに使う人、さまざまですが、歯科医院には似合わないコトバのひとつです。

⑥ **「ですから」「だから」** で、相手の話を引き継ぐと、「これだけ言ってもまだわからないのか？」というニュアンスを、相手に感じさせてしまいますし、繰り返し使われると耳障りになります。

また、専門用語のカタカナ語は、患者さんには難しいものです。専門用語を使う必要のあるときは別ですが、それ以外のときは、できるだけ耳から入ってすぐ理解できるコトバを使うという心配りも必要でしょう。患者さんが理解できるコトバを選び、ていねいに説明すると「難しいことを、わかりやすく説明してくれる親切な先生」という印象を与えます。

⑦ **「とか」** も口ぐせになりやすいコトバのひとつです。「とか」は「とか弁」とも呼ばれています。この場面では、「とか」を省いて話します。

⑧ **「よろしかったでしょうか」** も流行りの「ファミ・コン・コトバ」のひとつです。「ファミ・コン・コトバ」というのは、ファミリーレストランやコンビニエンスストアで使われ、広まったとされるコトバのことです。過去形にすることで、ていねいさを出そうとしているようですが、場面に合わない

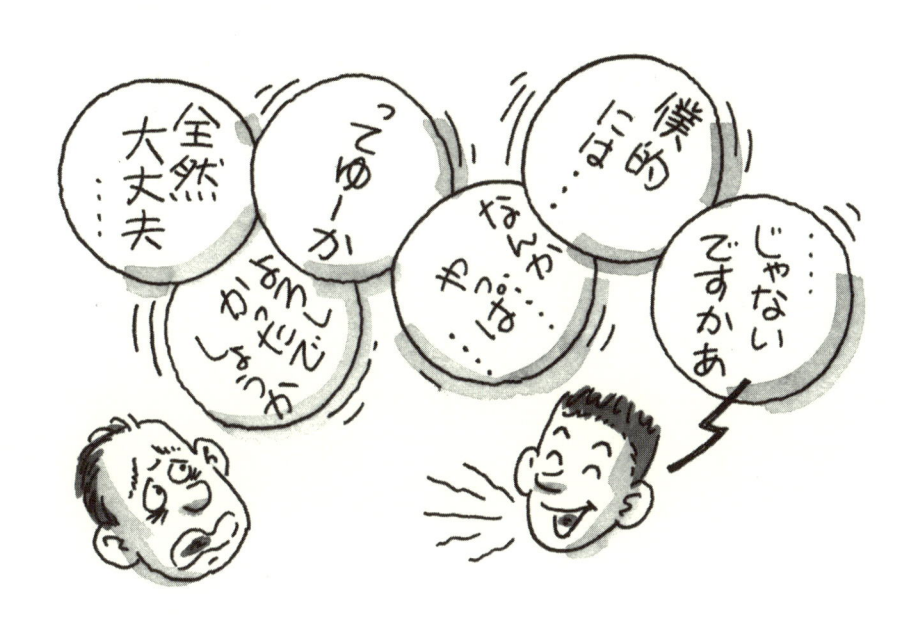

第2章　患者さんにやさしい診療室内のコトバづかい

ワンパターンな使い方に違和感を覚える人が多いのです。許可を得る場面では「よろしいでしょうか」と言い換えます。

⑨ **「○○になっております」** も、「ファミ・コン・コトバ」と呼ばれるもののひとつです。「こちらが○○です」と表現すればよいのであり、もっとていねいに表現する必要があるときは、「こちらが○○でございます」と表現します。

⑩ **「週末」「数日後」** という表現はアイマイで、人それぞれとらえ方が違いますので、きちんと曜日や日にちを指定することをおススメします。

また、「○○のほう」の「ほう」も、口ぐせになっている人を見受けます。

★院内ミーティングで "いまどきのコトバ" 対策を！

ここでは、先生方のコトバとして例をあげましたが、先生方よりも、若いスタッフに多いのが「いまどきのコトバ」です。

たとえば、

① 「夜寝る前の歯磨きって、**面倒じゃないですかぁ**」
② 「**わたし的**には、昼間しっかり磨くのが**わりとおススメ**なんです」

……などという表現です。

あなたの医院のスタッフは、こうした「いまどきのコトバ」を使っていませんか？仕事柄、歯科医師の先生方と話をしたり、メールをやりとりしたりする機会が多いのですが、先生方の敬語の正しさ、美しさに感服することがたびたびあります。一方、その先

96

第2章　患者さんにやさしい診療室内のコトバづかい

生方の下で働く、若いスタッフのコトバづかいの未熟さに驚くこともままあります。せっかく、すばらしいコトバづかいをなさる先生の下で働いていても、若いスタッフは、マスコミから、そして友達から、大量に入ってくる「いまどきのコトバ」に大きな影響を受けてしまっているようです。

先生方が、患者さんに対して、美しい日本語を使い、的確な表現をするところを、スタッフに「見せていく」という姿勢も大切ですし、また、院内ミーティングで、積極的に提案なさっていくことも必要なのでは……と思っています。

私が主宰する「患者さん対応ブラッシュアップ倶楽部」（有）ファイナンシャルプラス）では、全国の先生・スタッフが、患者さんへの対応について学んでいます。

先日、学習の成果を書いてもらいましたが、「ていねいに話すようになったら、患者さんとの会話が増えた」「患者さんの笑顔が増えた」「歯科医院全体の雰囲気が変わった」「ほかのスタッフが変わっていくのを見ると、頑張る気持ちがわいてくる」などという成果がたくさん寄せられました。

コトバに対する意識を高めることが、歯科医院経営に大きな影響を与えることを、実感しています。

5 患者さんに聞こえていますよ！ 先生とスタッフの会話

★先生とスタッフの会話、スタッフ同士の会話をチェックしよう！

ここまで、診療室での患者さんへの応対についてお伝えしてきました。ここでは、診療室での先生とスタッフとの会話についてお伝えします。

診療室でのスタッフとの会話では、どのようなことに気を配っていらっしゃいますか？

まず、チェックシートにて確認してみましょう。

［チェックシートの解説］

① ふだんからスタッフを大切にしていらっしゃるとは思いますが、診療室では「スタッフを大切にしている」ことを、患者さんの前で「表現する」という意識も必要です。

「患者さんアンケート」によると、先生がスタッフを大切にしている様子を見ると、その先生に対しても、スタッフに対しても、患者さんは信頼感を抱くようになるということがわかりました。その逆の場合は、不信感を招いています。

人は、その人の二面性を目の当たりにしたときに、不信感を抱きます。患者さんを大切

第2章　患者さんにやさしい診療室内のコトバづかい

診療室での会話チェックシート

★ＹＥＳの場合は、チェックボックスにチェックをしてお答えください。

①	スタッフを大切にしていますか？	☐
②	スタッフに対してお礼のコトバをいっていますか？	☐
③	患者さんの前でスタッフを叱っていませんか？	☐
④	スタッフにキツイ口調で命令していませんか？	☐
⑤	先生，スタッフの間でタメグチで話していませんか？	☐
⑥	スタッフは患者さんを高めた表現をしていますか？	☐
⑦	患者さんのプライバシーを守っていますか？	☐
⑧	先生とスタッフの会話を慎重にしていますか？	☐

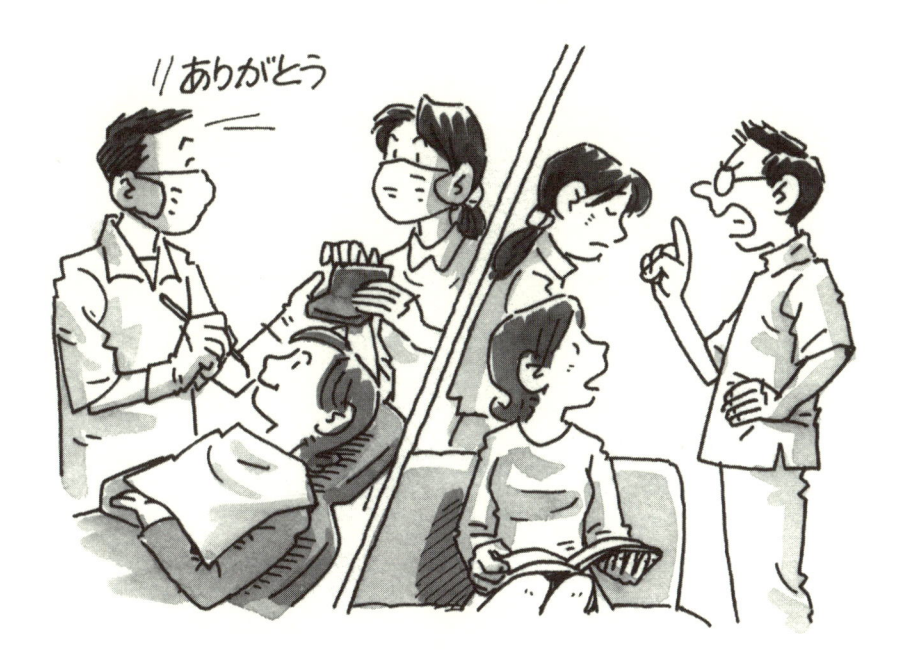

にする言動をしていても、その先生がスタッフを人間として尊重しない言動をしていたら、そして、そのギャップが大きいほど、患者さんはその先生に対して不信感を抱きはじめてしまうのです。

患者さんは、想像以上に、冷静に先生の言動を観察しています。患者さんの前で、スタッフに対してぞんざいな言動をしてしまう傾向のある先生は、とくに注意する必要があるでしょう。

② 「**スタッフが何かをしてくれたとき、患者さんの前でお礼をいったほうがいいですか？**」という質問をしばしば受けます。

大げさなお礼のコトバは必要ありませんが、「ありがとう」というスタッフに対する先生のコトバは、患者さんにも好評です。

患者さんはだれでも、ギスギスした雰囲気、冷ややかな空気が流れる診療室を好みません。あたたかな、穏やかな空気の中で診察を受けたいと思っています。先生の「ありがとう」というひと言には、その空気を生み出す力があるのです。

まず「ありがとう」というひと言で、先生の表情がやさしくなります。そのひと言をかけられたスタッフは、より意欲的に働くことができるでしょう。そして、患者さんも先生とスタッフのあたたかい心の交流を感じることで、診療室を心地よいものとして受け止めるのです。

100

③ 患者さんの前でスタッフを叱るのは、次の三つの点でデメリットがあります。

一つめとして、患者さんがそのスタッフを信頼しなくなります。一度失った信頼を取り戻すには、相当のエネルギーを必要とします。

二つめとして、スタッフの自信を失わせてしまいます。自信のなさは、患者さんにも必ず伝わります。

三つめとして、先生の人柄に対する評価を下げてしまいます。患者さんの前でスタッフを叱るのは、"百害あって一利なし"で、叱られたスタッフばかりか、先生、そして歯科医院全体に対する信頼感をそこねるオソレがあります。

④ スタッフへ向けたコトバであっても、そのコトバは、診療室全体の雰囲気にかかわってきます。

スタッフに何かを頼むときも、キツイ言い方にならないように気をつけたいものです。診療室では「違う！」「早く！」「遅い！」「何をやっているんだ！」などという、キツイ表現を耳にすることがよくあります。それは、よりよい治療のために発せられるコトバであったとしても、結果的に患者さんの心証を悪くしてしまいます。そして、デリケートな患者さんを萎縮させてしまうことにつながるでしょう。

私たちが知人のお宅に招かれたとき、知人やその奥さんが、私たちには歓迎の笑顔を向けながらも、2人の間でトゲトゲしい会話を交わしていたとしたら、私たちはリラックス

することができませんね。次に誘われたとしても、二の足を踏むことでしょう。

「患者さんアンケート」によると、「家庭的な雰囲気」を良しとする回答が多数見受けられます。和やかで、あたたかい雰囲気を患者さんは求めているのです。患者さんが、リラックスして治療を受けることができる雰囲気を保つ配慮が必要でしょう。

⑤ 診療室内でスタッフとタメグチで会話していませんか？

先生とスタッフの年齢が近い歯科医院や、心理的な距離が近い歯科医院にありがちですが、先生とスタッフが患者さんの前で、タメグチで話す場合があります。地域によっても、患者さんによっても、タメグチの受け止め方は違うと思いますが、診療室という「場」でのタメグチには、慎重であってほしいところです。

私たちが、企業の応接室に訪問したとき、社長と秘書がタメグチで「お〜い、お茶！」「うん、OK」などという会話をしている企業と、「お茶をお持ちして」「はい、ただいまお持ちいたします」というケジメのある会話をしている企業があったとしたら、どちらの企業に好感や信頼感をもつでしょうか？

私の住んでいる街は、美容室の激戦区と呼ばれています。苦戦している美容室が多く、立っているスタッフのほうが多い美容室も多数あります。そんな中、料金設定が他の美容室の2倍であるのにもかかわらず、いつも予約でいっぱいの人気の美容室があります。そこの店長さんの話によると、人気の秘密は、技術の差以

第2章　患者さんにやさしい診療室内のコトバづかい

上に、接客力の差であるということでした。お客さんに、快適に、優雅な気分で過ごしてもらえるように心を配っているそうです。その一例として、店長とスタッフ、スタッフ同士のタメグチは一切禁止しているということです。たしかに、店長とスタッフ、スタッフ同士のケジメのある会話がスガスガしさを生み出し、高級感のある空間の品格を保つ働きをしていることを実感します。

コトバは、相手・場・状況によって選択するものですが、その三つの中の、診療室という「場」に対する配慮も大事にしたいところです。

⑥ 患者さんを低め、先生を高める敬語表現をしばしば耳にします。

「○○さん、院長先生にうかがってください」「すぐに院長先生がいらっしゃいますので、少しお待ちしてください」などという表現です。これは、いずれも患者さんを低め、自院の先生を高めた表現で、患者さんに対して失礼な言い方です。

先生とスタッフとの会話では、先生の行為に尊敬語を使うこと、患者さんとスタッフとの会話では、患者さんの行為に尊敬語を使うことは、スタッフのみなさんもよくわかっていることと思います。

むずかしいのは、前述の例のように、話題の中に先生が登場する場合です。

スタッフのみなさんも迷っているようで、「歯科医院スタッフ向けセミナー」でもよく質問を受けます。患者さんとの会話の中に自院の先生が登場する場合は、先生の行為には

尊敬語を使わずに謙譲語を使います。先生の行為に謙譲語を使うことに戸惑いや遠慮があるスタッフもいますので、先生から「患者さんとの会話の中では、私の行為に謙譲語を使っていいんだよ」ということを、ご指導いただけたらと思います。

⑦ 患者さんの前で、他の患者さんの話をするのは、慎みたいものです。

他の患者さんの話を聞いた患者さんは、「自分のこともこんなふうに話されるのか」と、不安になり、不快感をもちます。

雑談として、他の患者さんの話題を出すことはまずありえないことですが、して、「先生、○○さんが、前歯が取れたということで来院されました」「○○医院の○○先生がご相談に見えました」「○○医院から融資のご相談の電話が入っています」などと連絡する行員がいたとしたら、その行員の見識を疑うばかりか、その銀行全体の姿勢を疑います。

もちろん、銀行では、そのような場面はありえませんが、医療現場の中には、患者のプライバシーが完全に守られているとはいえないところも見受けられます。

104

患者さんにとって、自分の体のこと、口の中のことは、通帳の中の数字と同様に、他人には知られたくないことです。プライバシー保護を完璧にすることは、診療室の形態上、無理なケースもあると思いますが、まずできることから一歩ずつ努力していきたいものです。小さな一歩であっても、患者さんはその努力をきちんと見ています。

⑧ 患者さんは目を閉じていても、いえ、目を閉じているからこそ、耳から聞こえてくる会話に敏感になっています。

患者さんがそこにいないかのような無神経な会話は、控えるべきです。

「この歯は死んでいるからね」「枯れ木のような状態ですねぇ」「うわぁ、ヒドイなぁ」……目を閉じた状態でこのような会話が聞こえてきたら、患者さんは暗闇に一人取り残されたような不安感、モノとして扱われているような不快感を味わうでしょう。患者さんに伝えるべきことは、患者さんの目を見てきちんと伝えるようにし、スタッフとの会話は慎重にしたいところです。

また、その患者さんに直接関係のないおしゃべりで、先生とスタッフ、スタッフ同士が笑い声を立てたり、はしゃいでいたりするのも、患者さんにとってあまりいい感じではなく、違和感や疎外感を与えます。

6 治療後の応対とコトバづかいがリピーターを増やす

★治療後の応対こそ印象を決定づける――チェックシートで反省を!

ここまで、信頼を得る診療室での応対についてお伝えしました。

次に、治療後の応対、会計での応対についてお伝えします。とくに、治療後の応対は、あとまで残るものです。まず、チェックシートにて確認してみましょう。時間的な余裕のなさゆえに雑になりがちですので、注意が必要です。最後の印象は、あとまで残るものです。

［チェックシートの解説］

① 治療後、先生のひと声があるのとないのでは、患者さんに与える印象は、かなり違ってきます。

治療後に、スタッフが歯磨き指導をしたり、スタッフがレントゲン室に案内したり、処置をしたりする場合があリますが、そのまま患者さんを帰さずに、最後に先生がひと声かける配慮をします。お忙しい中、その手間をかけるのは、難しい場合もあると思いますが、先生のひと言があると、患者さんは安心し、「大切にされている」と感じるものです。

第2章　患者さんにやさしい診療室内のコトバづかい

治療後の応対・会計での応対チェックシート

★YESの場合は、チェックボックスにチェックをしてお答えください。

①	治療後は先生が患者さんにひと声かけていますか？	☐
②	次回の治療内容を伝えていますか？	☐
③	薬を出す場合，薬について説明していますか？	☐
④	タオル・エプロンはていねいにはずしていますか？	☐
⑤	会計では適切なコトバづかいをしていますか？	☐
⑥	お札を揃えて渡していますか？	☐
⑦	次回の治療費の見通しを伝えていますか？	☐
⑧	笑顔で，患者さんの目を見て話していますか？	☐
⑨	１人ひとりの患者さんにふさわしいひと言をかけていますか？	☐
⑩	患者さんの無事を祈るような気持ちで送り出していますか？	☐

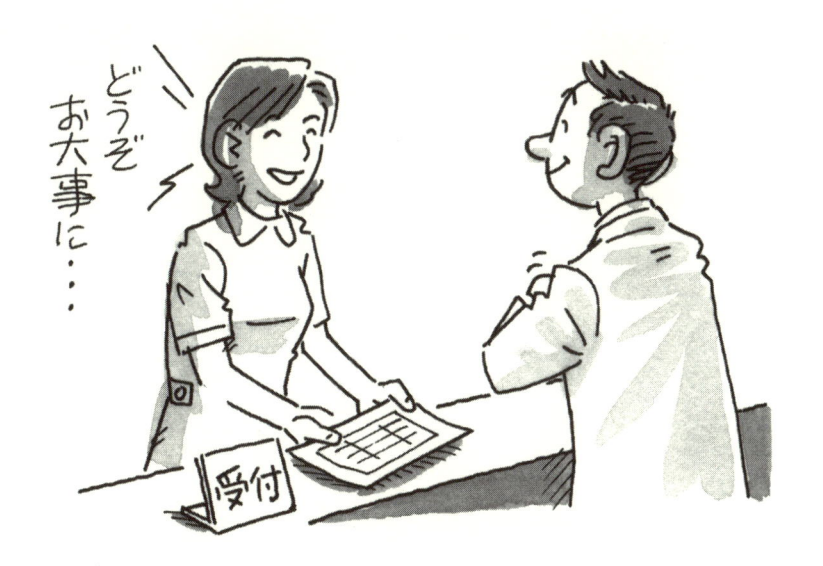

そして、その際は、必ず患者さんの顔を見るようにします。患者さんの表情を見れば、患者さんが満足しているかどうかもわかります。何らかの不満や疑問があるようでしたら、そのまま帰してしまうことは、歯科医院にとって百害あって一利なしです。

②**次回の治療内容の説明があるのは、患者さんにとってうれしい配慮です。**

とくに、次回の治療に時間がかかる場合や麻酔を使う場合には、事前に説明がほしいものです。次回の治療内容の説明があると、時間のやりくり、予定が立てやすくなります。事前に、麻酔を使うという説明がなく、治療のあとに打ち合わせを入れてしまっていたビジネスマンが、麻酔で右半分の唇の感覚がなく、うまく話すことができずに仕事に支障があったという話、いつも20分程度で診察が終わるので、仕事をやりくりして通院したが、あるときは1時間以上かかり、大切な会議に間に合わなかったという話が、患者さんから寄せられています。

とくに、忙しい患者さんへの治療内容・治療時間の見通しの説明は大切でしょう。次回の治療内容、おおよその時間の見込みなど、患者さんの立場に立った説明は、患者さんとの信頼関係をより強固なものにしていくはずです。

③**鎮痛剤・消炎剤などの薬を出す場合、先生からていねいな説明があると、患者さんも質問をしやすくなり、不安がなくなります。**

とくに持病のある患者さんの場合、事前に問診表で確認なさっていると思いますので、

その点も含めて説明なさると、薬の飲み合わせへの不安が払拭されます。

また、持病があり、薬を飲み続けている患者さんは、健康への不安が強いので、薬や全身状態に配慮した先生の説明は、先生への信頼感をますます強くしていきます。

④エプロンやタオルは最後まで心配りを忘れずに、ていねいにはずしましょう。

医院が混んでいて、待たせている患者さんが多い場合など、膝にかけていたタオルやエプロンなどを、雑に取りはずす場合があるようです。

せっかく、ここまで、ていねいなコトバづかい、ていねいな態度で接してきたのですから、最後まで、心配りを忘れずに、ていねいにはずします。とくにエプロンを雑にはずされると、首が擦れて痛かったり、髪を引っ張られたり、患者さんは想像以上に不快な思いをしています。また、もともと物の扱いがていねいではないスタッフもいますので、院内で患者さん役・スタッフ役を交替して、練習してみるのもよいでしょう。

⑤会計で気をつけたいのは「ファミ・コン・コトバ」です。

代表的なのは「1万円からお預かりします」という言い方で、新聞・テレビなどで話題になっていますので、お聞きになったことがおありでしょう。話題になっているにもかかわらず、いまだに頻繁に耳にするコトバでもあります。

また、無意味に「ね」をつけるのも、気をつけたいものです。「本日は〇〇円ですね」「〇〇円のお返しになりますね」などという表現は、ナレナレしく、社員教育がきちんと

109

されている企業では、まず使われない表現であり、「幼児扱いされた」と感じる患者さんが多いので要注意です。歯科医院の品格にふさわしい適切な表現をしたいものです。

⑥お札の向きをバラバラに渡されるのを不快に思う患者さんもいます。

時間のあるときに、お札の向きをいつも揃えていれば、会計のときに速やかに渡せます。

また、ヨレヨレのお札は、患者さんには渡さないように気をつけます。お金の価値は同じですが、ヨレヨレのお札を渡されるのは、気持ちのよいものではありません。

ある歯科医院では、いつも新札のおつりを用意していますが、患者さんにも好評だということです。いつも新札を用意するのは大変な労力ですが、きれいなお札をあらかじめストックしておくのもよいでしょう。

⑦次回の治療費の目安を伝えると親切です。

高額の場合は、もちろんお伝えになっていると思いますが、だいたいの目安を伝えるとよいでしょう。「患者さんアンケート」によると、「2千円以上かかる場合は、高いと感じる」という回答が多く寄せられました。とくに、中学生・高校生の患者さんの場合は、事前に、治療費の目安を書いた保護者あてのメモを渡しておくのもよい方法です。

⑧会計は、あわただしくなりがちで、会計、次回の予約を、下を向いたまま行っているスタッフが多いようです。

余裕がない場合もありますが、目を見て話すことの大切さを自覚していない場合もあり

110

第2章　患者さんにやさしい診療室内のコトバづかい

ます。どのようにていねいなコトバを使っていても、相手の目を見ないコミュニケーションでは、ていねいなコトバも効果が半減してしまいます。

受付・会計のプロとして、窓口に座るスタッフは、プロ意識をもって仕事に当たりたいものです。また、スタッフ自身が笑顔を保つことはもちろん基本ですが、患者さんの笑顔を引き出す努力も必要でしょう。

⑨ **患者さんがガッカリするのは、機械的な応対です。**

一人ひとりの患者さんに合わせたひと言を発したいものです。抜歯した患者さんに対しては「おツラかったでしょう」「お疲れになりましたでしょう」などという、ねぎらいのコトバがほしいですし、待たせてしまった患者さんに対しては「お待たせしてしまい、申し訳ありませんでした」「お忙しいところ、お時間をとらせてしまい、申し訳ありませんでした」というひと言がほしいところです。

一人ひとりの患者さんの状況に配慮したひと言を発すると、そのひと言をかけたスタッフの好感度もアップします。それが、歯科医院経営にもよい影響を与えていきます。

⑩ **寒い時期には「お風邪を召しませんよう」といったひと言、雨が降っているときや暗くなっているときは、「お足元に気をつけてお帰りください」などというひと言があると、患者さんはうれしいものです。**

歯科医院を出るときに、再度「お世話になりました」「ありがとうございました」と声

をかける患者さんもいます。その際も、下を向いたまま応対するのではなく、顔をあげて「気をつけてお帰りください」と、患者さんの道中の無事を祈るような気持ちで、やさしい声をかけたいものです。

私たちがよその家を訪問した場合、私たちがドアを出た途端に、鍵をガチャンと閉める音が聞こえたらどうでしょうか？　それまでの、楽しい気分が急速に冷めてしまいませんか？　外まで送り出してくれ、見送ってくれたら、いつまでも、楽しいひとときの余韻が残るものです。歯科医院で、外まで送り出す必要はもちろんありませんが、送り出すときのスタッフの気持ちは、患者さんに必ず伝わるものです。

★お互いを尊重する姿勢を大切にする歯科医院であったら……

私たちは、誰もが、人として尊重されたいと思っています。「患者」という弱い立場になったら、余計にその気持ちが強くなっていきます。

ある歯科医師の先生から「私たちはドクターで、患者より高い立場にいる。なぜ、患者に敬意を払う必要があるのか……」という内容の話を聞いたことがあります。患者さんからすれば、たしかに歯科医師の先生方は、敬意を払う対象です。そのような方に、大切に扱われるからこそ、「あの先生は、患者を大切にしてくれる」「人として尊重してくれる」という感動が生まれ、そしてそれが評判になっていくのです。

112

第3章

正しい敬語をマスターしよう！

1 医院全体で正しい"敬語"をマスターしよう

★敬語ってどんな力があるの？ どんな効果が生じるの？

私が主宰している「患者さん対応ブラッシュアップ倶楽部」の会員の方からの感想をもとに、歯科医院の敬語にはどのような働きがあるのかを考え、次に敬語の基礎知識についてお伝えしていくことにします。

会員の方からは、次のような感想が届きました。

（1）「敬語を使うようになって、患者さんの笑顔が増えました」
（2）「患者さんが積極的に話しかけてくれるようになりました」
（3）「患者さんに敬語を使うと、スタッフ全体の雰囲気が穏やかになることを実感しています」

これらの声は、敬語の使用と患者さんの反応を考える上で示唆に富んだ内容なので、まずこの感想を取り上げながら、敬語の働きと使用の意味を考えていきます。

① 敬語の使用と患者さんの笑顔

そういわれても、ピンとこない先生もいらっしゃることと思いますが、「敬語を使うと

114

第3章　正しい敬語をマスターしよう！

患者さんの笑顔が増える」という会員の方の実体験から、敬語の働きの一つを知ることができます。

私たちは、誰もが「人として尊重されたい」「価値のある人間として大切に扱ってほしい」という願いをもっています。その願いに応える働きをするのが、敬語であり、敬語の使用なのです。相手のその願いを満たすと、相手が心の扉を開け、笑顔を見せてくれるようになるのでしょう。

②患者さんの積極的な自己表現をうながす

これは、感想①と関連しますが、自分が大切にされていることを実感できると、私たちは、積極的に自己表現するようになります。先生・スタッフが患者さんを敬い、尊重し、その結果、患者さんが積極的に自己表現をするようになると、意思の疎通もスムーズになります。

難しい治療をする場合や自費診療をすすめる場合にも、事前の意思の疎通が重要であることを考えると、患者さんの自己表現をうながす、患者さんを尊重するコトバづかいの大切さも、改めて浮かび上がってきます。

③患者さんに敬語を使うと、スタッフの雰囲気が穏やかになる

自分の発するコトバを誰よりもたくさん聞いているのは、実は自分自身です。つまり、患者さんを尊重するコトバを当の患者さんよりもたくさん聞いているのは、そのコトバを

発した本人であり、同じ職場で働く仲間なのです。

相手を尊重するコトバは、ていねいなコトバを発し、耳にしていると、自分自身や仲間が穏やかになり、その結果、「スタッフ全体の雰囲気が穏やかになる」という効果も得られたのでしょう。

ご紹介したのは、寄せられた感想のほんの一部ですが、これらの感想から考えられるのは、患者さんを尊重するコトバづかいには、患者さんの満足度を高める力があるということ、ひいては歯科医院経営にも影響を及ぼす力があるということです。

★ **患者さんを尊重する姿勢をコトバづかいで伝えよう**

医療に携わる方々は、人に貢献しようとする想い、人を尊重しようとする想いが強い方々だと思います。しかし、いかに相手を尊重する気持ちがあっても、それを伝えるコトバづかいを知らなければ、相手に「あなたを尊重していますよ」というメッセージを伝えるのは難しくなります。

例をあげてみましょう。患者さんに対して、

A歯科医院では「保険証を持ってきましたか？」

B歯科医院では「保険証をお持ちになりましたでしょうか？」

という応対をしたとします。どちらの応対が、患者さんに「私を大切にしてくれている」

第3章　正しい敬語をマスターしよう！

敬語早見表

原型	尊敬語	謙譲語A	謙譲語B
会う	お会いになる	お目にかかる お会いする	
言う	おっしゃる	申し上げる	申す
行く	いらっしゃる おいでになる	うかがう	まいる
いる	いらっしゃる おいでになる		おる
思う	お思いになる		存じる
借りる	お借りになる	拝借する お借りする	
聞かせる	お聞かせになる	お耳に入れる お聞かせする	
聞く	お聞きになる	うかがう お聞きする	
来る	いらっしゃる おいでになる お越しになる 見える		まいる
くれる	くださる		
死ぬ	お亡くなりになる		
知る	ご存じ	存じ上げる	存じる
住む	お住まいになる		
する	なさる		いたす
尋ねる	お尋ねになる	うかがう お尋ねする	
訪ねる	お訪ねになる	うかがう お訪ねする	
食べる	召し上がる		いただく
飲む	召し上がる お飲みになる		いただく
見せる	お見せになる	ご覧に入れる お目にかける お見せする	
見る	ご覧になる	拝見する	
もらう	おもらいになる	いただく 頂戴する	
読む	お読みになる	拝読する	

と感じさせることができるでしょうか？

A歯科医院は、丁寧語だけの応対で満足しています。また、語尾の「か」の脱落が、ぞんざいな印象を患者さんに与えてしまうことも知らないのでしょう。

それに対してB歯科医院では、「お持ちになる」という尊敬語を使っています。こうした尊敬語を使うことで、患者さんを尊重する気持ちや姿勢をしっかりと伝えているはずです。

A歯科医院も敬語の知識があれば、患者さんに尊敬語を使うことができるはずです。尊敬語を使ったからといって、時間が何倍もかかるわけではありませんし、もちろん、お金がかかることもありません。歯科医院が損をすることはひとつもないのです。

患者さんを尊重しようという気持ちと、敬語の基本的な知識があれば、患者さんに心地よく響くコトバづかいができるようになっていくのです。まず、敬語の基本的な知識を身につけることが、スタートになります。

敬語の基本的な知識を身につけたら、失敗を恐れず、日常生活でどんどん使っていくことが上達の早道です。敬語は使えば使うほど磨かれ、自分自身になじんできます。

★敬語の種類を知り、正しい敬語の使い方をマスターしよう

敬語には「尊敬語（P121）」「謙譲語（謙譲語A・謙譲語B）（P126）」「丁寧語（P130）」・美化語（P133）」があります。そのほか、敬語に準ずるものとして「改まり語（P

第3章　正しい敬語をマスターしよう！

133）があります。尊敬語と謙譲語の違いを知ることが、正しい敬語表現の初めの一歩となります。とくに、謙譲語Aと謙譲語Bの違いについては、学校教育では触れませんので、初めて耳にする方が多いことと思います（P126〜129で詳しく解説しています）。

敬語の中で、一番難しいのが、謙譲語であり、謙譲語Aと謙譲語Bの使い分けです。難しいだけに、誤用が多いのも謙譲語の使い方です。そして、「失礼な言い方！」と相手に受け取られやすいのも謙譲語の使い方の誤りによるものです。例をあげてみます。

A歯科医院では「〇〇さん、お薬は院外薬局で**いただいてください**」
B歯科医院では「〇〇さん、お薬は院外薬局で**お受け取りください**」

と表現したとします。A歯科医院は、謙譲語の働きを知らずに使っていますので、敬語を使ったつもりでも、結果的に患者さんを低めてしまう表現をしています。この場合の「いただく」には、患者さんを低め、院外薬局を高める働きがあることを知らないがゆえの誤りです。このような患者さんを低める間違い敬語を日常的に使っていると、患者さんに「失礼な歯科医院！」と思われても仕方がありません。一方、B歯科医院では、「お〜ください」という尊敬語を適切に使っています。もう一つ例をあげます。

A歯科医院では「その件について、院長にうかがってきます」
B歯科医院では「その件について、院長に**聞いてまいります**」

と表現したとします。どちらが、患者さんに敬意を払った言い方でしょうか。

A歯科医院の「院長にうかがう」という表現は、自分を低め、行為の関係する先＝院長さんに敬意を払った言い方です。一方、B歯科医院の「聞いてまいる」は、自分を低め、聞き手＝患者さんに敬意を払った言い方です。

A歯科医院のスタッフも、B歯科医院のスタッフも、両者とも自分の行動を低めて表現しているのですが、その結果、誰に対して敬意を払っているのかを考えてみると、まったく違う対象に敬意を払っていることになります。A歯科医院のスタッフは自院の院長に敬意を払い、B歯科医院のスタッフは患者さんに敬意を払っています。

このように謙譲語の使い方は難しいのですが、マスターすれば、敬語はコワくなくなります。この機会に、敬語の種類と働きをしっかり覚えていただければと思います。

まず尊敬語をマスターすることにしましょう（次ページ表参照）。

尊敬語とは、相手や話題に登場する人物について、また、その人側の物・動作・状態などを高めて表現するときの敬語です。「院長、明日は何時にいらっしゃいますか」「おいでになりますか」「お越しになりますか」などの言い方で、相手の動作を高めて表現するときに使います。また、「院長、○○さんがいらっしゃいました」「おいでになりました」「お越しになりました」などと、話題に登場する人物を高めるときにも使います。

120

第3章　正しい敬語をマスターしよう！

● 尊敬語をマスターしよう！ ●

〔動詞の尊敬語〕
（1）別語形式……別の語に言い換えて尊敬語にする方法
　　　「言う」→「おっしゃる」　　「食べる」→「召し上がる」
　　　「行く」→「いらっしゃる」　「見る」→「ご覧になる」
　　　「する」→「なさる」
（2）添加形式……「れる」「なさる」「お／ご～なさる」「お／ご～になる」
　　　「お／ご～くださる」を添加して尊敬語にする方法
　1.「～れる」……「言う」→「言われる」
　　　　　　　　　「行く」→「行かれる」
　　　　　　　　　「話す」→「話される」
　2.「～なさる」……「運転する」→「運転なさる」
　　　　　　　　　　「提案する」→「提案なさる」
　　　　　　　　　　「出席する」→「出席なさる」
　3.「お／ご～なさる」……「電話する」→「お電話なさる」
　　　　　　　　　　　　　「連絡する」→「ご連絡なさる」
　　　　　　　　　　　　　「検討する」→「ご検討なさる」
　4.「お／ご～になる」……「聞く」→「お聞きになる」
　　　　　　　　　　　　　「読む」→「お読みになる」
　　　　　　　　　　　　　「栄転する」→「ご栄転になる」
　5.「お～くださる」……「並ぶ」→「お並びくださる」
　　　　　　　　　　　　「注意する」→「ご注意くださる」
　　　　　　　　　　　　「記入する」→「ご記入くださる」

〔名詞の尊敬語〕
（1）「お・ご」をつけて尊敬語にする方法
　　　「お体」「お住まい」「お考え」
　　　「ご自宅」「ご住所」「ご活躍」
（2）特別な接頭語をつけて尊敬語にする方法
　　　「御」……「御地」「御中」「御社」「御身」
　　　「貴」……「貴社」「貴地」「貴誌」「貴校」
　　　「高」……「（御）高説」「（御）高名」「（御）高著」
　　　「芳」……「（御）芳名」「（御）芳志」「（御）芳情」
　　　このほか、「玉」「尊」「令」なども使われます。

2 スタッフはいつも正しい "敬語" を使っていますか?

★敬語の使い方にはスタッフの方がこんなに迷っている!

ここでは、敬語の中で一番むずかしい「謙譲語」の正しい使い方について、事例をあげながらお伝えすることにします。

【よく受ける質問】

謙譲語の説明に入る前に、「歯科医院スタッフセミナー」の中で、よく受ける質問を二つ例にあげ、歯科医院での尊敬語・謙譲語・丁寧語について考えていきます。

【よく受ける質問1】

チェアに患者さんを案内し、院長がもうすぐくることを伝えるとき、どういう表現で伝えるべきでしょうか?

① 院長が間もなくいらっしゃいます
② 院長が間もなくまいります
③ 院長が間もなくきます

第3章　正しい敬語をマスターしよう！

① は、院長先生の「くる」という行為に尊敬語を使い、院長先生を高めた表現です。
② は、院長先生の行為に謙譲語を使い、聞き手である患者さんに敬意を払った言い方です。
③ は、丁寧語の「ます」だけの表現です。

先生の医院のスタッフはどのように表現されていますか？　また、どのように表現するかを指導なさっていますか？

職場の人の行為を外部の人に話す際には、その職場の人が社長・会長であろうと、職場の人の行為は、謙譲語で表現するのが一般的なルールです。しかし一方、学校・病院などでは、「先生」の行為は、誰に対して話すときも尊敬語で表現するという慣習がありましたので、先生の行為をどのように表現すべきか迷っているスタッフもいるのでしょう。ご存じのように、最近は学校での応対も変化してきています。

たとえば、以前は、保護者に対して「校長先生がおっしゃっていました」と表現していたのを、「校長が申しておりました」といい、「校長先生がお話をなさいます」を、「校長がお話しいたします」というように、これまで尊敬語で表現していた校長先生の行為を、保護者に対するときは、謙譲語で表現する学校が増えています。

医療機関でも、患者さんを「患者様」と表現するところが増えました。「患者様」という表現には賛否両論ありますが、「患者様」という表現に象徴されるように、コトバづか

123

いも患者さんを尊重した表現に変えていこう、という取り組みをするところが多くなってきています。

一般的なルールや、世の中の流れからしても、患者さんに対して話すときには、先生を身内扱いにし、先生の行為には謙譲語を使ったほうがよいといえます。

そうすることで、
「教育が行き届いている歯科医院」
「患者を尊重してくれる歯科医院」
「先生とスタッフの信頼関係が強固な歯科医院」
という印象を与えることもできるでしょう。

前述のような一般的なルールや医療機関の最近の傾向を考えると、この場面では、②がもっとも適切な表現といえるでしょう。

①の表現は、患者さんが先生の家族である場合には適切なのですが、そうではない一般の患者さんには、違和感を与えるオソレがあります。患者さんに対して話しているのに、院長先生＝身内を高めているからです。

先生が行きつけの高級レストランで、「○○先生、支配人が間もなくご挨拶にいらっしゃいます」と表現されたら、「ここはコトバづかいを知らないな」「教育が行き届いていないな」または「店員と支配人の間には、距離があるんだな」とお感じになるのではな

第3章　正しい敬語をマスターしよう！

いでしょうか。

そして、③はたんに丁寧語だけの応対で、患者さんへの敬意が十分に表現されているとはいえません。

【よく受ける質問2】
患者さんに院長のコトバを伝えるとき、次の表現のうちどれがよいでしょうか？
①院長がおっしゃっていました
②院長が申しておりました
③院長がいっていました

①は〔質問1〕の①と同じで、院長先生の「いう」という行為を高めています。
②は、院長先生の行為を低め、聞き手である患者さんに対して敬意を払っています。
③は、丁寧語だけの応対です。

もちろん、患者さんに対して、いずれの応対をするのかは、各先生の目指す歯科医院のあり方によって変わってきますが、今後は、②の応対をする歯科医院がますます増えていくことと思います。

こうした流れを踏まえ、患者さんに話すときは、職場の人の行為には謙譲語を使うと決めたら、院内で意思統一をしておく必要があります。若いスタッフの中には、先生や先輩

スタッフに対する遠慮があり、患者さんに話すときも、先生や先輩スタッフの行為に尊敬語を使ってしまうケースもあるからです。

院内ミーティングで、

「患者さんに話すときは、職場の人の行為には尊敬語を使わない」

「患者さんに話すときは、職場の人の行為を謙譲語で表現する」

ということを確認しておくとよいでしょう。

スタッフによって、先生の行為に尊敬語を使ったり、謙譲語を使ったり、バラバラな応対だったりすると、「指導が行き届いていない」「統一がとれていない」と受け取られ、ひいては職場の教育力を疑われかねません。

「患者さんを尊重するコトバづかい」を徹底させ、統一感のある応対こそが、患者さんの信頼を得るためには大切なことです。

★謙譲語の使い分けをマスターすると、敬語の使い方が上手になる

では、謙譲語の正しい使い方を説明することにしましょう。

謙譲語の中でも、動詞の謙譲語には２種類ありますから、その違いと使い方をお話しします。

第3章　正しい敬語をマスターしよう！

【動詞の謙譲語】

☆謙譲語A……話題に登場する人物を低めることで、その相手方の人（話題の人の行為の関係する先方）を高め、敬意を表す謙譲語

☆謙譲語B……話題に登場する人物を低めることで、聞き手に敬意を表す謙譲語

行為の関係する先方＝聞き手の場合は単純ですが、行為の関係する先方と聞き手が違う場合は複雑です。たとえば、患者さんに対して、スタッフが「○○さんの伝言を院長に伝えます」ということを表現するとき、行為の関係する先方＝伝える先は院長先生で、聞き手は患者さんとなります。

ここで「院長に申し上げます」と表現すると、患者さんに対して、自院の院長先生を高めて話すことになります。「申し上げる」は謙譲語Aですので、行為の関係する先方＝院長先生を高める働きがあるからです。

このような場面では、**謙譲語Bを使って「申します」「申し伝えます」と表現すれば、**聞き手＝患者さんに対して敬意を表現したことになります。「申し上げます」も「申し伝えます」も謙譲語ですが、謙譲語Aと謙譲語Bの違いがあります。「申し上げます」では、敬意を払う対象が変わり、患者さんに与える印象も180度違うのです。

患者さんに対して、スタッフが「院長に申し上げます」のほか、「院長にお伝えします」

「院長にうかがってきます」「院長にお聞きしてきます」「院長にお聞きしてまいります」などという表現をしているのを、よく耳にすることがあります。いずれも謙譲語Aを使い、行為の関係する先方＝自院の院長先生を高めています。

職場の人同士の会話においては、上司を高めて話すことはもちろん正しいのですが、外部の人に対してこのような表現は、一般には**間違い敬語**とされ、敬語を使い慣れない人に多い誤りとされています。

「院長」の部分を「社長」「店長」に置き換えてみると、職場の人を高めて外部の人に話すことのおかしさをはっきり感じることができます。それぞれ、謙譲語Bを使って、「院長に申し伝えます」「院長に聞いてまいります」と表現すれば、患者さんに対して敬意を払った表現になります。

この謙譲語Aと謙譲語Bの分類は、初めて耳にする方が多いのではないでしょうか。そのため、最初は戸惑う方も多いのですが、一度しっかり理解すると、頭の中がスッキリしますし、コトバづかいが整理されてきます。まず、謙譲語Aと謙譲語Bの働きの違いを知り、使い分けることが大切です。

次ページの謙譲語一覧では、別語形式として、謙譲語Aと謙譲語Bの両方がありますので、とくに注意して使い分けましょう。誰に敬意を表すために使うのかを意識すれば、簡単に身に付けられます。

128

第3章　正しい敬語をマスターしよう！

●━━ 謙譲語をマスターしよう！ ━━●

〔動詞の謙譲語〕
(1) 別語形式……別の語に言い換えて謙譲語にする方法
　　　＜謙譲語Ａ＞　　　　　　　　　　＜謙譲語Ｂ＞
　　「言う」→「申し上げる」　　　　　「申す」
　　「行く」→「うかがう」　　　　　　「まいる」
　　「知る」→「存じ上げる」　　　　　「存じる」
(2) 添加形式……「お／ご～する」「お／ご～申し上げる」
　　「お／ご～いただく」「お／ご～願う」などを添加して謙譲語にする方法
　　（謙譲語Ａ）
　1　「お／ご～する」
　　「待つ」→「お待ちする」
　　「送る」→「お送りする」
　　「説明する」→「ご説明する」
　2　「お／ご～申し上げる」
　　「祈る」→「お祈り申し上げる」
　　「連絡する」→「ご連絡申し上げる」
　　「あいさつする」→「ごあいさつ申し上げる」
　3　「お／ご～いただく」
　　「送る」→「お送りいただく」
　　「届ける」→「お届けいただく」
　　「招待する」→「ご招待いただく」
　4　「お／ご～願う」
　　「許す」→「お許し願う」
　　「容赦する」→「ご容赦願う」
　　「協力する」→「ご協力願う」

〔名詞の謙譲語〕
(1) 「お／ご」をつけて謙譲語にする方法
　　「お見舞い」「お答え」「お知らせ」
　　「ごあいさつ」「ご案内」「ご説明」
　　　（これらの語は、尊敬語としても使われます）
(2) 特別な接頭語をつけて謙譲語にする方法
　　「拝」……「拝見」「拝聴」「拝読」「拝借」
　　「弊」……「弊社」「弊店」「弊誌」「弊屋」
　　「拙」……「拙宅」「拙作」「拙筆」「拙著」
　　「小」……「小社」「小店」「小誌」「小考」
　　　この他、「愚」「粗」「卑」なども使われます。

3 TPOで適切な敬語を使っていますか？

★場面に応じた適切な敬語を使い分けよう

〔丁寧語〕

話し手のていねいな気持ちを直接表現するために用いられる敬語。「です」「ます」「ございます」が、丁寧語の代表です。

丁寧語は、歯科医院でも、日常的に使われている敬語です。尊敬語や謙譲語は、誰を高めるために使うかということを考えて使わなければなりませんが、丁寧語は、話し手のていねいな気持ちを表現するだけですので、使い方も難しくありません。

簡便なせいか、どのような場面でも「ございます」を使う方が増えてきています。「ございます」さえ使っていれば問題ないだろうと考えているのかもしれませんし、コトバの引出しが不足しているのかもしれません。

たとえば、患者さんに対して

「○○さん、お元気でございましたか？」

「○○日のご都合はいかがでございますか？」

第3章　正しい敬語をマスターしよう！

などという表現です。

「私、山岸弘子でございます」といえることからもわかるように、「ございます」には主語を高める働きはないのです。

→ **「お元気でいらっしゃいましたか？」**
→ **「ご都合はいかがでいらっしゃいますか？」**

と表現すれば、尊敬語を使った申し分のない表現になります。また、

「当院では歯磨き指導もしてございます」
「洗口液をご用意してございます」

などという表現にも出合います。これは、謙譲語を使い、

→ **「歯磨き指導もしております」**
→ **「洗口液をご用意しております」**

と表現したいところです。

口に出してみるとわかるのですが、尊敬語、謙譲語を適切に使った表現は、心地よく、やわらかく響きます。また、話し手の知性や奥行きを感じさせます。

「ございます」に頼りすぎた表現は、たとえばコーディネートの工夫をせずに、どのようなシーンでも同じスカートを身に着け、同じ靴を履いているようなおざなりな印象を与えます。

131

女性をハイキング、食事、コンサートなどに誘ったとき、その女性がいつでも同じスタイルで登場したら、味気ないものです。場面に応じて、ジーンズにスニーカー、ソフトなスーツにパンプス、エレガントなワンピースに華奢なサンダルというように、それぞれのシーンにふさわしいコーディネートをしてきてくれると、センスのよさを感じるとともに、一緒に過ごすひとときを大切に思ってくれていることが感じられます。

コトバも同じで、T（Time）P（Place）O（Occasion）が大事です。その時、その場にもっともふさわしいコトバを、豊かなコトバの引出しの中から選択すると、患者さんに与える印象が変わっていきます。

また、多くの方から「です」「ます」「ございます」の語尾をのばした言い方、いわゆる"語尾のばし"が気になるという意見を、しばしば耳にします。

"語尾のばし"とは、「**失礼しまぁす**」「**失礼しますぅ**」「**明日はいかがですぅ？**」などという言い方のことです。語尾がのびてしまうと、ナレナレしい印象を与えてしまいますので、損をしてしまいます。

語尾をきちんと発音すると、聞くほうも話すほうもスガスガしい気持ちになりますので、それだけで院内の雰囲気が変わっていきます。院内ミーティングで確認なさるとよいでしょう。

第3章　正しい敬語をマスターしよう！

【美化語】

表現の上品さ、美しさの水準を上げるために用いられる敬語。「お／ご」をつけるのが、美化語の代表です。

「お土産」「お箸」「お金」「お茶碗」「ご年始」「ご近所」……など。

なお、「お／ご」は、長めのコトバや外来語にはつきにくいという特徴がありますので、ご注意ください。

以上、敬語の三分類について解説し、留意点をお伝えしました。続いて、準敬語ともいわれる〝改まり語〟について解説しておくことにします。

★　〝改まり語〟をマスターすると、クレーム対応のときにも大きな効力が！

【改まり語】

文字どおり、改まった言い方です。

「本日」「明後日」「昨年」「こちら」「あちら」「そちら」「どちら」「先ほど」「後ほど」などの、改まり語を会話のはじめに使うと、あとに続くコトバも自然にていねいなものになります。

たとえば「こっちに来てください」が**「こちらにいらっしゃってください」**に変わりますし、「あとで連絡します」が**「後ほどご連絡いたします」**に自然に変わっていきます。

歯科医院の品格を保つためにも、この"改まり語"を積極的にお使いになることをおススメします。

また、クレーム対応のときなどは、この改まり語が効力を発揮します。

「今回は、すみませんでした」というほうが、相手にこちら側の「申し訳ない」と思う気持ちがきちんと伝わります。

要は、改まり語が歯科医院のコトバの引出しに入っているかどうかです。「申し訳ない」という気持ちを強くもっていても、「ごめんなさい」「すみません」という表現で、謝罪の気持ちを十分に伝えるのは難しいのです。気持ちをコトバにのせて伝えることができるように、コトバの引出しを増やしていきたいものです。

改まり語への言い換えは、難しくありませんので、次にあげるコトバを改まり語に言い換えてみてください。院内ミーティングで、ゲーム感覚で取り上げていただくのもよいと思います。

第3章　正しい敬語をマスターしよう！

──● 改まり語の言い換えテスト ●──

① きのう　　→　〔　　　　〕　　⑪ あとで　　→　〔　　　　〕
② きょう　　→　〔　　　　〕　　⑫ あっち　　→　〔　　　　〕
③ あした　　→　〔　　　　〕　　⑬ こっち　　→　〔　　　　〕
④ あさって　→　〔　　　　〕　　⑭ そっち　　→　〔　　　　〕
⑤ おととし　→　〔　　　　〕　　⑮ どっち　　→　〔　　　　〕
⑥ 去年　　　→　〔　　　　〕　　⑯ どんな　　→　〔　　　　〕
⑦ 今年　　　→　〔　　　　〕　　⑰ どこ　　　→　〔　　　　〕
⑧ この前　　→　〔　　　　〕　　⑱ どれ　　　→　〔　　　　〕
⑨ この次　　→　〔　　　　〕　　⑲ どう　　　→　〔　　　　〕
⑩ さっき　　→　〔　　　　〕　　⑳ ちょっと　→　〔　　　　〕

＜改まり語の言い換えテストの解答＞

① きのう　　→　昨日（さくじつ）　　　　⑪ あとで　　→　のちほど
② きょう　　→　本日（ほんじつ）　　　　⑫ あっち　　→　あちら
③ あした　　→　明日（みょうにち）　　　⑬ こっち　　→　こちら
④ あさって　→　明後日　　　　　　　　　⑭ そっち　　→　そちら
⑤ おととし　→　一昨年　　　　　　　　　⑮ どっち　　→　どちら
⑥ 去年　　　→　昨年　　　　　　　　　　⑯ どんな　　→　どのような
⑦ 今年　　　→　本年　　　　　　　　　　⑰ どこ　　　→　どちら
⑧ この前　　→　先日　　　　　　　　　　⑱ どれ　　　→　どちら
⑨ この次　　→　次回　　　　　　　　　　⑲ どう　　　→　いかが
⑩ さっき　　→　さきほど　　　　　　　　⑳ ちょっと　→　少々

4 ここに注意！ 間違いだらけの敬語の使い方

★知らずに使っている間違い敬語が患者さんのひんしゅくを買う

「敬語の種類」の中でも、たびたび触れてきましたが、ここで、間違い敬語について重点的に取り上げ、みなさんの注意を喚起していくことにします。

一般に「敬語は教養のバロメータ」ともいわれています。歯科医院で間違い敬語を使わせると、コトバに対する意識が高い患者さんは違和感をもち、間違い敬語を使っているスタッフの教養、ひいては院長先生の指導力に対する疑問がわいてくることでしょう。

「どんな敬語が間違いなのか」を知らずに、見識の高い患者さんや、企業でしっかり敬語教育を受けている患者さんと会話をするのは、交通違反に当たる行為を知らずに、運転をしているのと同じように、無謀で危険なことなのです。

患者さんからの信頼を獲得していく上で、間違いのない敬語、適切であたたかいコトバづかいは必要不可欠です。間違い敬語について、学校で学ぶ機会はほとんどありませんから、これを機会に確認して、歯科医院のコトバの引出しに間違い敬語がまぎれ込んでいないかどうかを、ぜひ点検してください。

136

第3章　正しい敬語をマスターしよう！

★ 尊敬語の使い方の間違い

① 身内に尊敬語を使ってしまう

外部の人に話すときは、身内の行為には尊敬語を使わずに謙譲語を使うのが原則です。歯科医院でも「患者さん満足」を第一に考える医院では、患者さんに話すときは先生を身内扱いにして話しています。そのような患者さんを大事にしている歯科医院では、先生のことを患者さんに話すときに、先生の行為に尊敬語を使わないようにしているのです。院内の人と話すときは、先生の行為に尊敬語を使いますが、患者さんと話すときは先生の行為を謙譲語で表現しています。「患者さん満足」を最優先させるならば、身内である先生を高める表現を改めるようにしたほうがよいでしょう。

〔間違い例〕　→　〔正しい言い換え例〕

院長先生は席をはずしていらっしゃいます
→ 院長は席をはずしております

院長先生がおっしゃっていました
→ 院長が申しておりました

院長先生は間もなくいらっしゃいます
→ 院長は間もなくまいります

お手紙は院長先生がご覧になりました
→ お手紙は院長が拝見いたしました

② 高める必要のないものに尊敬語を使ってしまう

高める必要のないものに尊敬語を使ってしまうと、相手は違和感を覚えます。

〔間違い例〕
外は晴れていらっしゃいますか？
タクシーが到着なさいました

↓

〔正しい言い換え例〕
外は晴れていますか？
タクシーが到着いたしました

③ 二重敬語を使ってしまう

一つの語を二重に敬語化するものを「二重敬語」といいます。「おっしゃる」「ご覧になる」で十分な敬意があるのに、さらに尊敬語の「れる」を添加して「おっしゃられる」「ご覧になられる」と表現するもので、過剰な敬語表現とされています。敬語を使い慣れない人に多い誤りです。

この二重敬語は、テレビタレントなどがよく使っていますので、知らず知らずのうちに影響を受け、自分のコトバの引出しに入れてしまっていることが多いようです。

〔間違い例〕
奥様がおっしゃられていました
ご家族にはお話しになられましたか？
もうご覧になられましたか？
食事はお召し上がりになられましたか？

↓

〔正しい言い換え例〕
奥様がおっしゃっていました
ご家族にはお話しになりましたか？
もうご覧になりましたか？
食事は召し上がりましたか？

138

第3章　正しい敬語をマスターしよう！

★謙譲語の使い方の間違い

① 別語形式の謙譲語を尊敬語のつもりで使ってしまう

高めるべき相手の行為は、尊敬語を使って表現すべきですが、謙譲語を尊敬語と勘違いして使っている間違いがあります。高めるべき相手の行為を謙譲語で表現するのは、相手に対して大変失礼となり要注意です。

とくに、歯科医院でこの間違いをしてしまうと、「患者を下に見ているの？」「患者より、歯科医院関係者のほうが偉いのね！」「患者さん満足なんて口ばかりね！」と、患者さんの気分を害してしまうオソレもあります。二重敬語を使っても、「敬語を知らないのね……」で済ませてもらえますが、謙譲語を患者さんの行為に使ってしまうと、歯科医院全体の姿勢が疑われてしまいます。十分に注意して使ってください。

〔間違い例〕 → 〔正しい言い換え例〕

こちらのパンフレットを拝見してください
　→ こちらのパンフレットをご覧ください

受付でうかがってください
　→ 受付でお聞きください

お薬は院外薬局でいただいてください
　→ お薬は院外薬局でお受け取りください

② 謙譲語のあとに尊敬語をつけ、尊敬語のつもりで使ってしまう

謙譲語のあとに尊敬語をつけても、尊敬語のつもりで使っても、尊敬語にはなりません。

139

〔間違い例〕
○○さんが申されました
いかがいたされますか？
食事にまいられませんか？

↓〔正しい言い換え例〕

○○さんがおっしゃいました
いかがなさいますか？
食事にいらっしゃいませんか？

③「お／ご〜する」という添加形式の謙譲語を、尊敬語のつもりで使ってしまうとくに、「お／ご〜してください」「お／ご〜していただけませんか？」という誤用が増えています。「お／ご〜して」の元の形は、謙譲語の「お／ご〜する」ですから、高めるべき相手の行為に使うのは誤りです。正しくは「して」の「お／ご」を取り、「〜してください」「〜していただけますか」と表現すべきです。また、「お／ご」を取って、「お／ご〜ください」「お／ご〜いただけますか」と表現するのも正しい言い方です。

〔間違い例〕
ご利用してください
ご記入していただけますか？
ご了承してください
ご協力していただけますか？

↓〔正しい言い換え例〕

ご利用ください
ご記入いただけますか？
ご了承ください
ご協力いただけますか？

第3章　正しい敬語をマスターしよう！

④「お／ご～される」を尊敬語のように使ってしまう

「お／ご～する」は謙譲語ですので、「れる」をつけても尊敬語にはなりません。「お／ご～される」は尊敬語のように使ってしまうこの間違いも数多く耳にし、また、印刷物でも目にすることがあります。書いたものは後々まで残りますので、ホームページに記述する場合、リコールはがきなどを出す場合などには注意が必要です。

【間違い例】　→　【正しい言い換え例】

ご来院される　　→　ご来院なさる
ご点検される　　→　ご点検なさる
ご利用される　　→　ご利用なさる
ご卒業される　　→　ご卒業なさる

⑤「お／ご～できる」を尊敬語のように使ってしまう

「お／ご～できる」は、謙譲語の「お／ご～する」の可能形ですので、高めるべき相手の行為に用いるのは誤りです。

この誤りもしばしば耳にします。たとえばデパートなどで、「ご試着できますからお気軽にどうぞ」という表現を耳にした方も多いと思います。

〔間違い例〕

歯ブラシは当院でもお求めできます

当院ではクレジットカードがご利用できます

↓

〔正しい言い換え例〕

歯ブラシは当院でもお求めいただけます

当院ではクレジットカードがご利用いただけます

⑥ 謙譲語Aの働きを知らないで使ってしまう

「敬語の種類」でお伝えしたように、謙譲語Aには、行為の関係する先方を高める働きがあります。したがって、患者さんの前で、院内の人（先生やスタッフ）に関係する自分の行為を謙譲語Aで表現するのは控えましょう。結果的に、患者さんの前で、院内の人を高めることになってしまうからです。謙譲語Bが使える場合は、謙譲語Bを使って患者さんに対する敬意を表現しましょう。謙譲語Bは、聞き手に対する敬意を表現するものですから、謙譲語Bを使うと、患者さんに対する敬意を表現できます。

〔間違い例〕

院長先生からうかがっております

ただいま、院長先生にお聞きしてきます

院長先生に申し上げます

↓

〔正しい言い換え例〕

院長から聞いております

ただいま、院長に聞いてまいります

院長に申し伝えます

142

第4章

クレーム対応の基本を身につけよう！

1 医院全体でクレーム対応の基本を身につけよう

★クレーム対応の失敗が二次クレームを生み出す!

次に、クレーム対応の基本についてお伝えします。どのような仕事にもクレームはつきものです。クレーム対応の要点を頭の中に入れておき、院内で対応の仕方を確認しておけば、もしものときでも、誰が対応するとしても安心です。

クレーム対応でコワイのは、対応の失敗により、二次クレームを生み出すことです。二次クレームを生み出すと、不信感は決定的になってしまい、取り返しがつかなくなってしまうケースが多いのです。

ご存じのように、インターネットには、歯科医院の評価を患者さんが書き込むサイトがあります。良いところを具体的に書いてもらえれば、無料の宣伝になりますが、悪いところを詳しく書き込まれてしまうと、相当のダメージを受けることになってしまいます。

それらの中には、クレームへの対応が適切であったならば、このような書き込みには至らなかっただろうにと、残念に思うものもあります。

口コミはもちろん、こうしたインターネットへの患者さんの発言も視野に入れ、"備え

第４章　クレーム対応の基本を身につけよう！

クレーム対応のチェックシート

★ＹＥＳの場合は、チェックボックスにチェックをしてお答えください。

①	クレーム対応について院内で話し合ったことがありますか？	☐
②	二次クレームを生む対応を知っていますか？	☐
③	クレーム対応のときに使ってはいけないコトバを知っていますか？	☐
④	クレーム処理の手順を知っていますか？	☐
⑤	患者さんの立場を最優先していますか？	☐
⑥	患者さんの心の声を聴いていますか？	☐
⑦	お詫びのコトバが歯科医院の引出しに入っていますか？	☐
⑧	最後はお礼のコトバで締めくくるようにしていますか？	☐

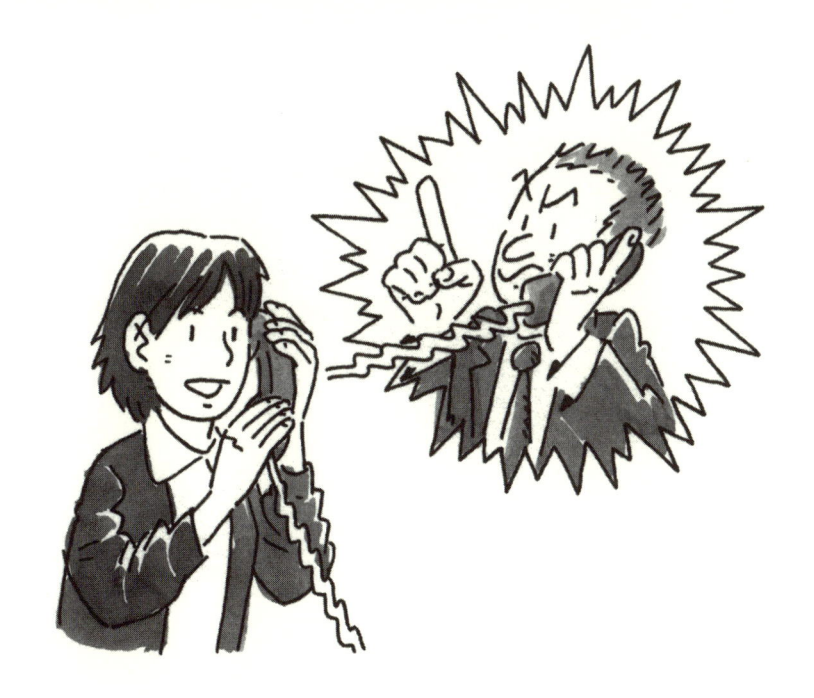

あれば憂いなし"という気持ちで、クレーム対応の基本を、頭の片隅に入れておいていただきたいものです。

最後に、**患者さんの笑顔を引き出せたら理想的なクレーム対応です**。それでは、まずチェックシートに取り組んでみてください。

★クレーム対応の8ステップをチェックしよう
①**クレームの対応について院内で話し合っておきましょう**

クレーム対応を、スタッフ個人の判断や資質に任せてしまうと、対応がスタッフによりバラバラになってしまいます。「このようなクレームのときには、このように対応する」というように、一応の取り決めをつくっておくと、経験の浅いスタッフがクレームを受けたときも安心です。

そして、実際にクレームを受けたら、必ず報告をしてもらいます。その報告をもとに、改めて院内で対応を話し合い、改善すべきところは早急に改善していきましょう。

何よりもコワイのは、クレームが院長先生の耳まで届かないことです。そのためにも、報告しやすい雰囲気づくりを心がけてほしいものです。

一般の職場でも、クレームの報告を受けたときに、感情的になったり、一方的に怒ったり、責めたりする上司がいたとしたら、部下は報告をするのをためらうようになってしま

146

第4章　クレーム対応の基本を身につけよう！

います。クレームの報告を受けたときは、どのような内容であっても「報告してくれてありがとう」と、報告してくれたことに対しては、お礼のコトバをかけるようにします。そうしておくと、スタッフも安心して報告ができるようになります。

② 二次クレームを生む対応とはどのようなものでしょうか。

次のような対応は、患者さんを不快にしますので要注意です。

【患者さんを不快にさせる対応】
● 責任を転嫁する
● 逃げ腰になる
● ごまかす
● 興奮する
● 口先だけで謝罪する
● 話をさえぎる
● 反論する
● 否定する
● 対応が遅い
● 責任者＝院長先生に伝わっていない

自分に対するクレームではなくても、クレームを受けたら、逃げ腰にならずに患者さんとしっかり向き合います。また、口先だけの謝罪は、患者さんをますます不快にしますので、患者さんの立場に立ち、患者さんの気持ちに共感する姿勢をもって対応したいものです。

患者さんの言い分をしっかり聞かないうちに、「でも……」「しかし……」「そういわれましても……」などの否定的な表現をすることは避けなければいけません。言い分をしっかり聞くだけで、気持

ちが落ち着いていく患者さんが多いものです。

クレームの内容がしっかりと院長先生に伝わって、院長先生からも説明（ケースによっては謝罪）があれば、患者さんの気持ちも落ち着いていきますが、その逆であると、患者さんの不満は募っていきます。

③ **クレーム対応のときに使ってはいけないコトバ**

患者さんの気持ちを逆なでしてしまうため、次にあげるコトバは、使わないように注意しましょう。

〔使ってはいけないコトバ〕

- 「私にはよくわかりません」
- 「そんなことはありえません」
- 「絶対にそんなことはありません」
- 「そうおっしゃいましても……」
- 「ですから……」
- 「何度も申し上げているとおり……」
- 「〇〇さんの勘違いじゃないですか」
- 「お話が本当かどうか確かめてみます」
- 「もし、〇〇さんの話が事実だとしたら……」

第4章 クレーム対応の基本を身につけよう！

④クレーム処理の手順について、しっかり確認をしておきます。

クレームだとわかったら、まず、相手の感情に巻き込まれないようにすることが大切です。患者さんからクレームをいわれたら、まず、患者さんの気持ちを推し量り、言い分をじっくり聞きましょう。自分では対応しきれないと判断したときは、院長先生や担当者に連絡をします。

〔クレーム処理の手順〕
- クレームの内容をしっかり聞く
- 迷惑をかけたことに対して、丁寧なコトバで詫びる
- 解決策を提示する
- 自分で対応できない場合は、院長先生や担当者に代わる
- すぐに解決策を提示できない場合は、改めて連絡する
- 注意をしてくれたことに対して、感謝の気持ちを伝える
- 院長先生や担当者に報告し、早急に改善の努力をする
- クレームの内容により、お詫びに出向く

すぐに改善できない内容のクレームのときは、前向きに検討することを伝え、実際に院内ミーティングで解決策を話し合いましょう。

解決策がまとまった時点で、再度患者さんに連絡するようにします。もちろん、その連絡は早ければ早いほどよいのです。

⑤クレームをいう患者さんの立場や気持ちを、やわらかく受け止めるゆとりが必要です。

批判されると身を硬くし、自分の身を守ろうとするのが人間の常ですが、自分の立場を優先させるのではなく、やさしい気持ちで、患者さんの立場を優先させることを、常に意識していることが大切です。

これも、院内ミーティングで確認しておくとよいでしょう。

⑥患者さんの中には、要望を遠まわしにいう方、クレーム内容を整理できていない方もいます。

この患者さんは、本当は何を伝えたいのか、どのような対応を求めているのか、想像力を働かせて考え、それにふさわしい対応をすることが大切です。

たとえば「詰め物がすぐに取れてしまいました」と電話をかけてきた患者さんに対して、「硬いものを食べると取れてしまうのですよ」と、詰め物が取れてしまうという事実だけを聞いて、それに反応しても、患者さんの不満は解消されません。

詰め物が取れた＝困っているという、患者さんの"心の声を聴く"姿勢と能力が求められます。

まず「食事のときはお困りでしょう」と、患者さんの立場に共感したあと、「お困りで

しょうから、すぐに拝見させていただきたいと思います。いまからお越しになれますか？」などと、こちらの誠意が伝わるように提案していきます。患者さんが実際にすぐに来院しなくても、こちらの誠意を示しておくことが二次クレームの発生を防ぎます。

なお、歯科医院側に非がないときは、謝る必要はありません。

ただ、患者さんの気持ちに共感し、解決策を患者さんと一緒に考える誠実な姿勢を伝えていくことです。

⑦歯科医院側に非があると判断したときは、丁重なコトバで謝ります。

若い方の中には、「ごめんなさい」で済ませてしまう方もいますが、「ごめんなさい」は、患者さんに対して使うコトバではありません。

また「すみません」も、クレーム対応の際には軽すぎます。クレーム対応のときには、いつもより丁重なコトバを選択する必要があります。丁重なコトバで、こちらの「申し訳ない」と思う気持ちを届けるのです。

次のような丁重な謝りのコトバを、歯科医院のコトバの引出しに、ぜひ入れておきたいものです。

すぐには出てこないかもしれませんが、何回か口に出して練習をしておくと、自然に口から出てくるようになります。

〔丁重に謝りましょう〕

「大変失礼いたしました」
「誠に申し訳ございません」
「深くお詫び申し上げます」
「ご迷惑をおかけして申し訳ございません」
「お手数をおかけして申し訳ございません」
「不行届きで申し訳ございません」
「二度とこのようなことがないように注意いたします」
「以後、十分に注意いたしますので、お許しください」
「私から厳しく注意いたしますので、何とぞご容赦ください」

⑧最後はお礼のコトバで締めくくりましょう。

対応の最後に、患者さんの笑顔が引き出せたら、理想的なクレーム対応といえます。クレームをいうときは、誰もが不満や怒り、いらだちなどのマイナスの感情に満ちているものです。さわやかな気持ちでクレームをいってくる人はいません。しかし、医院側から真摯で、誠意のある対応をされれば、いままで抱えていたマイナスの感情が少しずつ消えていくものです。

152

第4章 クレーム対応の基本を身につけよう！

さらに、患者さんの心の中に立ちこめていた深い霧を完全に晴らすように、最後は、お礼のコトバで締めくくりたいものです。

次に、締めくくりのコトバの例をあげておきます。

【締めくくりのコトバの例】

「今後、こうしたことがないように改善してまいります。ありがとうございました」
「ご意見を頂戴し、問題点がわかりました」
「お話をうかがい、至らないところに気がつきました。本当にありがとうございます」
「貴重なご意見をいただき、ありがとうございました」
「気がつかなかったところをご指摘いただき、ありがとうございました」
「お電話をいただき、ありがとうございました」

締めくくりのコトバは、早口にならないように注意し、感謝の気持ちがしっかりと伝わるように、イントネーションや語尾の発音にも気を配ります。

2 クレーム対応 がっかり例とニコニコ例

ここでは、実際のクレーム対応例をあげ、患者さんの立場に立った対応とは、どのようなものなのかを具体的に考えていくことにします。

★クレーム対応・その1　患者さんの内なる声に耳を傾ける

【クレーム対応がっかり例A】

患者さん「昨日、入れてもらった仮歯が取れてしまったのですが……」
スタッフ「仮歯を入れてすぐに、何か食べませんでしたか？」①
患者さん「いいえ。1時間過ぎてから食べたんですけど……」
スタッフ「カタイものは食べないでくださいっていいましたよね？」②
患者さん「カタイものなど食べていませんよ。そんなことより、何とかしてもらえませんか？」③

【がっかり例Aの解説】
①患者さんは仮歯が取れた原因を知りたいのではなく、取れた仮歯を早く治してほしい

第4章 クレーム対応の基本を身につけよう！

という思いでいます。

②説教をされるのは、誰でもイヤなものです。ことに、電話で患者さんを責めるようなコトバを発するのは避けなければいけません。

③歯が取れている上に、責められると、患者さんは不快になり、攻撃的になります。

【クレーム対応ニコニコ例A】

患者さん「昨日、入れてもらった仮歯が取れてしまったのですが……」
スタッフ「仮歯が取れてしまったのですね。それはお困りですね」①
患者さん「はい、前歯なので……」
スタッフ「前歯が取れてしまってはご不便ですね。すぐに治療させていただきます。これからお越しになれますか」②
患者さん「今日、診てもらえるのですね。助かります」③

［ニコニコ例Aの解説］

①患者さんの心の声をしっかり聴き、患者さんの気持ちに共感しています。この場合、歯科医院側に非があるのかはわかりませんので、この時点で謝ることは避けます。

②解決策を提示しています。

③すぐに診てもらえるということで、気持ちが和らぎました。

電話の内容がクレームだとわかると、すぐに謝ってしまう方がいますが、高圧的な対応をしてしまう方がいますが、いずれもよい結果を生みません。患者さんの気持ちに共感し、解決策を誠心誠意考えていきましょう。患者さんの心の声に耳を澄ませ、歯科医院側の誠意が伝わると、気持ちが落ち着いていく患者さんが多いものです。

★クレーム対応・その2　医院全体で予約時間を厳守する

〔クレーム対応がっかり例B〕

患者さん「予約時間が10分も過ぎています。これから会議があるので、早く診てもらえませんか?」

スタッフ「ほかにも患者さんが待っていますので、もうしばらくお待ちください」①

患者さん「待っている患者さんがいるって、ここは予約制ですよね?」②

スタッフ「予約でもお待たせすることがあります。ご理解いただけませんか?」③

患者さん「それでは何のための予約ですか?　もう、会議に間に合わなくなってしまいます」

スタッフ「お急ぎでしたら、次回の予約をお取りいたしますが、いつがよろしいですか?」④

患者さん「………」

156

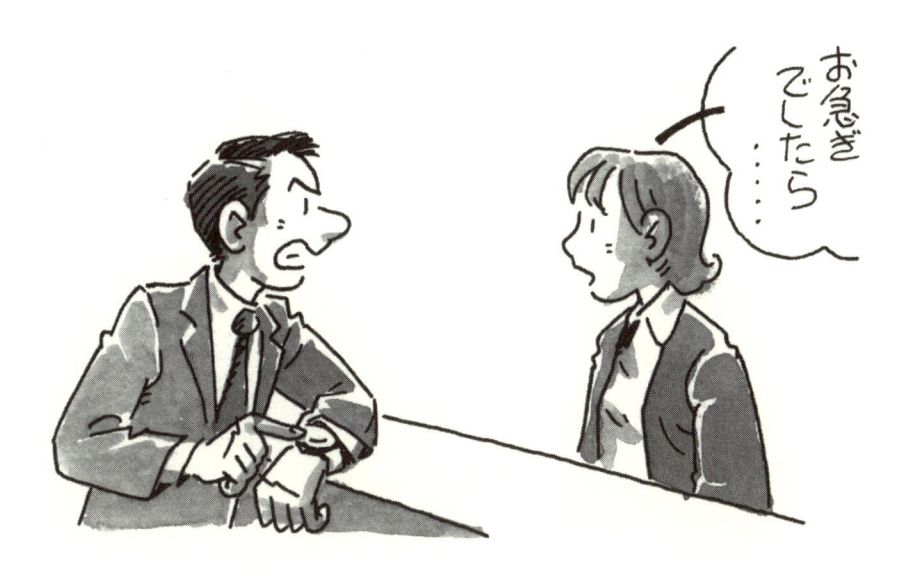

第4章　クレーム対応の基本を身につけよう！

【がっかり例Bの解説】

① このような対応はときどき耳にしますが、歯科医院側の立場や都合を優先させた対応です。患者さんの都合や気持ちに心が配られていません。

② 歯科医院側の都合を優先させた対応が二次クレームを生み出してしまいました。

③ スタッフ本人はていねいに対応しているつもりですが、コトバを支える姿勢が患者さんのほうを向いていませんので、ていねいなコトバも患者さんのハートに届くことはありません。

④ 患者さんは、忙しい時間をやりくりして通院しているわけですから、次回の予約を取るといわれても、患者さんは閉口してしまいます。

157

【クレーム対応ニコニコ例B】

〜クレームを受ける前に〜
スタッフ「○○さん、お待たせしており申し訳ございません。予約時間を過ぎておりますが、10分ほどお待ちいただけませんでしょうか?」
患者さん「会議があるので、時間どおりに診てもらわないと困るんです」
スタッフ「○○さん、こちらを何時に出れば会議に間に合うように治療をいたします」
患者さん「3時に出れば間に合います」
スタッフ「それでは、3時前までに治療を終了するように院長に申し伝えます」②
患者さん「はい、お願いしますね」
〜治療を終えて〜
スタッフ「○○さん、本日は申し訳ございませんでした。今後はお待たせすることがないように十分に注意いたします」④
患者さん「お陰で会議に間に合いますよ。ありがとう」

[ニコニコ例Bの解説]
①ていねいなコトバでお詫びをします。このケースのように、患者さんに落ち度がないのに、患者さんに迷惑をかけてしまった場合には、いつもよりていねいなコトバを使

第4章 クレーム対応の基本を身につけよう！

います。そして、患者さんの立場に立った提案をします。

② 院長先生にも、事情をしっかりと伝えることを約束します。

③ 会議に間に合うように診てくれる、院長先生に伝えてくれるということで、患者さんの気持ちは落ち着いてきました。

④ 「今後は待たせることがないように注意する」という約束をすることで、患者さんへの誠意を伝えます。

予約時間に対する考え方は、各歯科医院で大きな違いがあるようです。インターネット上で、歯科衛生士さんたちが意見を真剣に述べ合うサイトがありますが、そこでも予約時間に対する院長先生の考え方が話題になっています。

患者さんを待たせても平気な院長先生がいる一方、予約時間の厳守をスタッフにも徹底させている院長先生もいます。患者さんとの約束を厳守する姿勢は、スタッフにもしっかり伝わっているとのことでした。

急患などで、予約時間を過ぎてしまう場合には、患者さんからクレームを受ける前に「ただいま、○○さんの予約時間になりましたが、急患が入り、10分ほどお待ちいただけますでしょうか？ ご迷惑をおかけして申し訳ございません」などと、ひと声かけておくと患者さんの気持ちも落ち着きます。

★クレーム対応・その3　保護者の心理・不安を考えて対応する

【クレーム対応がっかり例C】

保護者「息子が、今日治療してもらったところが痛いって泣いているのですが……」
先　生「治療したのですから、痛みが出ても仕方ないですね」①
保護者「それにひどく腫れているのですよ」
先　生「それは正常な反応です」②
保護者「だったら、最初に説明してくれればいいですよね。ガマン強い子が痛いって泣いているんですよ」
先　生「市販の痛み止めを飲ませてください」③

【がっかり例Cの解説】

①とくに初めてのお子さんの場合には、保護者は大変不安な気持ちになるものです。医学的に適切な説明であっても、その不安な気持ちに思いを馳せることなく、この例のように事務的な説明に終始してしまうと、保護者は不満をもち、不信感をふくらませてしまいます。

②痛みが出たり腫れたりすることが正常な反応であり、予測できることならば、治療後に説明がほしいと保護者は思うものです。子ども一人で来院した場合には、「腫れる

160

第4章 クレーム対応の基本を身につけよう！

【クレーム対応ニコニコ例C】
～先生が電話をかけて～

先　生「○○君のお母様でいらっしゃいますか？　△△歯科医院院長の△△です」
保護者「今日はお世話になり、ありがとうございます」
先　生「○○君、今日もがんばって治療を受けました。治療した箇所ですが、痛みや腫れが出るかもしれませんが心配のないものです。もし痛みが出てガマンができないようでしたら、お薬を出しましたので飲ませてください」①
保護者「はい、ご親切にありがとうございます」②
先　生「ご心配なことがありましたら、いつでもお電話をください」

③対応に温かみが感じられません。

かも知れません」などというメモ書きを渡したり、電話をかけたりしておけば、保護者も安心して経過を見守ることができます。

【ニコニコ例Cの解説】

①子どもだけで来院していて、痛み、腫れなどが出るオソレがある場合は、先生から電話などで説明しておくと、保護者は安心します。また、歯科医院の姿勢や先生のお人柄にも触れることができ、親近感が生まれます。

161

②親の気持ちに配慮したていねいな説明があれば、「親切な先生」「患者思いの先生」という評判も立ちます。

「がっかり例」は、知人が実際に経験した例です。働く母親が増え、この例のように、子どもだけで来院するケースも増えていくことでしょう。一人で来院し、不安な気持ちでいる子どもへのコトバがけはもちろんのこと、保護者へのコトバがけの有無も、歯科医院経営に大きな影響を及ぼしかねません。

「ニコニコ例」は行き届いた配慮を示すことで、クレームを予防し、親との心の距離を縮めています。

クレーム対応についてお伝えしてきましたが、もちろんクレームが出ないように細心の注意を払うことが第一です。しかし、それでもクレームをゼロにはできません。仮にクレームが発生してしまったら、誠心誠意、患者さんの立場に立って対応することが、歯科医院と患者さんとの信頼関係を回復していく唯一の方法です。

第5章

院内をプラスのコトバでいっぱいに！

1 スタッフとの関係をより良くするために "I-メッセージ" の活用を！

★院長先生！ あなたの医院ではスタッフとの関係は良好ですか？

講演会などで、よくスタッフの方々と話をする機会がありますが、時々、スタッフの方々から院長先生の話題を出されることがあります。その中身は、大きく分けて二つの傾向があります。

「うちの院長は素晴らしいです。スタッフを人間として尊重してくれるんです」と目を輝かせて、自院の院長のことを話してくれるスタッフ。

一方、「うちの院長はスタッフの気持ちをわかってくれない」「認められているという実感がない」と悲しそうに話すスタッフ。

その差はどこからくるのでしょうか。もちろん先生のタイプ、スタッフのタイプ、そして先生とスタッフとの相性もありますが、コミュニケーションの充実度の差が影響しているのではないでしょうか。

仮に、スタッフが「気持ちをわかってくれない」「認められていると実感できない」と感じているならば、早急にスタッフとの「コミュニケーションの質と量」を見直していく

164

第5章　院内をプラスのコトバでいっぱいに！

必要があるでしょう。

個人の資質を、一朝一夕に変えることは難しいことですが、スタッフに対するコトバを変えるのは、そう難しいことではありません。スタッフに対する言語表現を少し工夫することによって、スタッフとの関係は目に見えてよくなっていきます。

スタッフが「院長先生に認められている」と実感できるようになると、先生とスタッフがお互い尊重し合えるようになると、スタッフの患者さんへの態度も大きく変わっていきます。そして、スタッフの患者さんへの態度も大きく変わっていきます。そして、その空気を誰よりも敏感に感じ取るのは、患者さんなのです。

★人間関係をスムーズにする"YOUメッセージ"から"Ⅰメッセージ"へ

ここでは、人間関係を円滑にするためのコトバづかいのコツ"Ⅰメッセージ"についてお伝えします。

"Ⅰメッセージ"とは、自分を主語にした表現方法のことです。「私は、あなたが〇〇してくれると〇〇に思う」というように、「私」を主語にして表現する方法です。この"Ⅰメッセージ"を使うと、自分の言いたいことが相手にやわらかく伝わり、人間関係が円滑になるといわれています。

アメリカの映画などを観ていると、この"Ⅰメッセージ"の使い方のうまさに感心することがあります。

165

映画の中で、奥さんが朝から不機嫌な場面がありました。日本人の男性だったら「(おまえは)朝からそんな不機嫌な顔するなよ」「(おまえは)なんでそんなに不機嫌なんだ」と"YOUメッセージ"を使いがちですが、その映画の中の夫は「君の笑顔が見たいな」といっていました。

★ **相手にどんなメッセージを送っていますか？**

それでは、具体的に"Iメッセージ"について考えていきます。先生がレストランに入って、ビーフカレーを注文したのにチキンカレーが運ばれてきたとします。先生はどのような対応をなさるでしょうか？大きく分けて、次のような四つの対応が考えられます。

①ガマンして食べる
②激しくクレームをいう
③ネチネチとクレームをいう
④さわやかに「注文したものと違う」ことを伝える

具体的には、①は心に不満を抱きながら何もいわない、②は「注文したものと違いますよ！急いでいるんだから、注文くらいきちんと聞いてくれよ！」などと、激しい口調で

166

第5章 院内をプラスのコトバでいっぱいに！

相手を責める、③は「これ、ビーフカレーですか？ チキンカレーは同じなの？ まったく、注文も満足に取れないのかな……」などと、ネチネチと相手を責めるという表現です。

この中で、②と③は「あなた」を主語にした表現で、"YOUメッセージ"といわれるものです。「(あなたは)注文くらいきちんと聞いてくれよ！」「(あなた)に取れないのか！」と、「あなた」とはコトバでは表現されていませんが、「あなた」を主語にしています。

④は「ビーフカレーを注文しましたが、これはチキンカレーではないでしょうか？ 今日はビーフカレーが食べたいから、ビーフカレーを持ってきてもらえるとうれしいですね」というような表現方法です。

②と③のような「あなたはダメだ！」「この店はダメだ！」という、相手を責める"YOUメッセージ"ではなく、「私はこうしてくれるとうれしい！」という"Iメッセージ"を使っています。

相手に落ち度があった場合、どのような言い方をするかで、その後の人間関係が気まずいものにしたり、たったひと言が人間関係を築いていったりします。とくに、自分が上の立場、強い立場にいるときのひと言には、慎重でありたいものです。

また、四つの対応の中で、どんな対応をしたとき、私たち自身の気持ちがさわやかになるでしょうか。どんなコトバも、それを発する私たち自身の心にも影響を与えていることを考えると、さわやかな自己表現の大切さが浮かび上がってきます。

では逆に、私たちはどんなメッセージを受け取ったら、素直に受け入れることができるでしょうか？

前述の例は、私たちがメッセージを発する場合でのものでしたが、次は相手からどんなメッセージを送られたら、そのメッセージを素直に受け入れることができるかを考えてみましょう。

急患で仕事が長引き、友達との約束の時間に遅れてしまったとします。次の相手の対応のうち、どの対応をされると、「悪かったな」と素直に思えるでしょうか？

① 遅れたことについて、何もいわないけれど不機嫌そう
② 「いったい、何分待たせたと思っているの？　遅いよ！」
③ 「遅かったね。いつもあなたってそうだね。時間の管理が甘いんじゃない？」
④ 「連絡がなかったからホントに心配したよ。仕事だから仕方ないけれど、遅れるときはメールをくれると安心するよ」

①〜③の対応をされると、いかがでしょうか？

168

「遅れたことは悪いとは思うけれど、何もそんな態度を取らなくても……」
「そんなに責めなくたっていいじゃないの。あなただって、約束に遅れたことがあるじゃないか……」

このような感情がムクムクとわいてきませんか？

★**こんなに効果のある"Ｉメッセージ"を使った表現方法**

スタッフとの関係、患者さんとの関係を円滑に保つためにも、"Ｉメッセージ"を有効にお使いになることをおススメします。次ページに、"ＹＯＵメッセージ"から"Ｉメッセージ"への具体的な言い換えをご紹介します。その違いを考えてみてください。"Ｉメッセージ"を使った表現のほうが、スタッフの心にやわらかくメッセージが届くと思われませんか。

同じことを伝えているのですが、表現方法を変えるだけで、スタッフは素直に受け入れやすくなるでしょう。スタッフが先生のコトバを素直に受け入れることができると、意思の疎通がスムーズになり、コミュニケーションの質が向上します。

実際に、私の研修を受けた方からの声をご紹介します。

①Ｉメッセージというものをはじめて聞きました。早速、職場の後輩に使ってみました。Ｉメッセージを使うと自分も頼みやすいし、人に何かを頼むのが苦手だったのですが、

"YOUメッセージ" → "Iメッセージ"

- あなたは、いつも仕事が乱暴だね
  → もう少していねいに仕事をしてくれると助かるよ
- あなたが器具をガチャガチャ扱うと、うるさいんだよ
  → 静かに器具を扱うと、患者さんも心地よいと思うよ
- あなたは、いつになったら仕事を仕上げてくれるの?
  → 来週の月曜までに仕上げてくれるとありがたいな
- 手が空いたときは、待合室の整備くらいしてよ
  → 手が空いたときに待合室の整備をしてくれると助かるよ
- あなたは朝のあいさつをしないけど、あいさつくらいしてよ
  → あなたが朝のあいさつをしてくれると、私はとっても気持ちがいいよ
- 叱られたからって、いつまでも不機嫌な顔をしていないでよ
  → あなたの笑顔は患者さんに評判いいんだよ。患者さんに笑顔を見せてくれると、患者さんも安らげると思うよ

第5章　院内をプラスのコトバでいっぱいに！

② まず、夫に使ってみました。家事をどんどんしてくれるようになりました。それも、張り切ってしてくれるのですよ。

③ 私が妻に使うようにしたら、息子がマネをして、母親（私の妻）に使うようになりました。今までは、食事の用意が遅れると、「飯！　早く！」と不機嫌だった息子が、「お母さん、オレも忙しいから飯を早くしてくれると助かるよ」などというようになり、驚いています。おかげさまで、家庭が和やかになりました。

"Ⅰメッセージ"を、先生がまずスタッフに使えば、先生とスタッフとのよりよい関係づくりに役立ちますし、3番目の例のように、患者さんへの波及効果も期待できます。ぜひスタッフと一緒に、患者さんへの"Ⅰメッセージ"の使い方を考えてみてください。驚くような効果が生じると思います。

次ページに「院内ミーティング用練習問題」を作ってみました。先生個人で取り組まれても結構ですし、スタッフと一緒に院内ミーティングでご活用いただいても結構です。ぜひ試みてください。

● 院内ミーティング用練習問題 ●

患者さんへの対応を"YOUメッセージ"から"Iメッセージ"に言い換えてみましょう。

1. 無断キャンセルが多いですね。
   →

2. 約束の時間に遅れるときは連絡してください。
   →

3. 携帯電話の電源を切ってください。
   →

―――＜Iメッセージの言い換え解答例＞―――

1. 無断キャンセルが多いですね。
   → お手数をおかけしますが、キャンセルがあるときはその都度、事前にご連絡をいただけると助かります。

2. 約束の時間に遅れるときは連絡してください。
   → ○○さん、何かあったのではと心配しておりました。遅れるときには、ご連絡いただけると安心します。

3. 携帯電話の電源を切ってください。
   → ご面倒ですが、携帯電話の電源をお切りいただけると、他の患者さんも、ありがたいのですが……。

2 プラスのコトバにはこんな効果がある

★プラスのコトバ・マイナスのコトバでこんな違いが生じる！

コトバには、プラスのイメージをもつコトバと、マイナスのイメージをもつコトバがあります。

たとえば「最高」「美しい」「頑張っている」などは、プラスのイメージをもつコトバです。一方、「最低」「汚い」「手を抜いている」などは、マイナスのイメージをもつコトバといえます。

プラスのイメージのコトバとマイナスのイメージのコトバ、それぞれのコトバの影響力の大きさを実感させられる実話を紹介します。

ある地域に二つのテニススクールができました。オープン当初、二つのスクールとも初心者クラスは生徒さんでいっぱいでした。ところが2ヵ月もすると、Bスクールは生徒さんが半分になってしまいました。二つのスクールは設備・規模は同等で、先生の技術・実績も互角という評判でした。なぜ、Bスクールは2ヵ月で生徒さんを半分に減らしてし

まったのでしょう。

それには、スクールの先生のコトバの違いに原因があったのです。Bスクールでは「みなさんのようなシロウトが、そういうラケットの持ち方をするとうまくならない」と指導し、Aスクールでは「これからうまくなろうとするみなさんは、まず、この持ち方を覚えると、早くうまくなりますよ」と指導したそうです。

どちらのスクールも「正しいラケットの持ち方」を指導しようとしたのですが、Bスクールはマイナスのイメージを生徒さんに与え、Aスクールではプラスのイメージを生徒さんに与えたのです。

その指導が繰り返された結果、Bスクールは生徒さんを半分に減らしてしまい、その上、口コミで生徒さん予備軍も減らしてしまいました。先生のコトバの違いにより、生徒さんの意欲、スクールに対する信頼感に、大きな差を生み出してしまったのです。

この例を、皆さんの歯科医院に置き換えて考えてみます。

「こんな磨き方では、歯がボロボロになりますよ」とコトバをかけられた場合と、「歯を健康に保つためには、このような磨き方をするといいですよ。一緒に歯磨きを練習してみましょう」と、コトバをかけられた場合ではどうでしょう。

患者さんは、間違いなく後者のコトバを歓迎するでしょう。「あの歯科医院にいくと、明るい気持ちで治療に通うことができる」……患者さん治療に対して前向きになれる」

174

第5章　院内をプラスのコトバでいっぱいに！

★マイナスのコトバからプラスのコトバへ言い換えよう！

心がマイナスの気持ちに満ちているから、マイナスのコトバを使ってしまう——これは当たり前のことですが、マイナスのコトバを使っているから、ますます気持ちがマイナスに傾くということも事実です。マイナスの気持ちに傾いているときこそ、意識して、プラスのコトバを使ってみてください。

試しに「楽しい」「うれしい」「ありがとう」「ワクワクしてくる」など、プラスのコトバを実際に口に出しておっしゃってみてください。気持ちが前向きになっていくことを、実感されることと思います。

ことに、人に対する評価をするときには、マイナスの表現をせずに、プラスの表現をすることが、良好な人間関係を築いていくコツだと思います。

茶筒も上から見れば丸、横から見れば長方形に見えます。

人間はもっと複雑で奥が深いものですから、視点を変えればいろいろな姿が見えてくる

がそのような気持ちになれると、歯科医院に向かう足取りも軽くなります。待合室での患者さんの表情も変わっていきます。

歯科医院で働くお一人お一人が、プラスのイメージをもつコトバを積極的に使うようになると、歯科医院の雰囲気はアッという間に変わっていくのです。

はずです。一見、その人の欠点と思えることですら、見方を変えればかけがえのない個性に見えてきます。

それでは、実際にマイナスのコトバをプラスのコトバに言い換えてみましょう。

〔マイナスの言葉〕 → 〔プラスの言葉〕

- 疲れたね → 一生懸命働いたね
- あの人細かいよね → 几帳面だよね
- 大雑把だね → おおらかだね
- おせっかいだね → 親切だね
- ここができていない → ここはできている
- ダメなところだらけだ → 努力できるところがたくさんある
- まだまだ子どもだね → これからの成長が楽しみだね

★プラス表現後置法でプラスへ転換しよう

できるならマイナスの表現はしたくないのですが、スタッフや患者さんに対して、マイナスのことをいわなければいけないときもあるかと思います。

そのようなときは、次のようにプラスの表現をあとに加えることをおススメします。マイナスのコトバだけで会話を終えるよりも、患者さんに与える印象がよくなります。

第5章 院内をプラスのコトバでいっぱいに！

プラス表現後置法（対患者さん）

● キャンセルするときは、早めに電話をください。
→ キャンセルなさるときには、早めに電話をいただけるとありがたいのですが、今回ご連絡をいただき、ありがとうございました。

● 歯の裏側に磨き残しがありますね。
→ 裏側に磨き残しがありますが、表はピカピカですね。

スタッフにマイナスのことをいわなければいけないときは、語順に注意しましょう。

プラス表現後置法（対スタッフ）

たとえば、院長先生が

● いいアイデアだけれども、ちょっと実現は難しいね。
→ 実現は難しいかもしれないけれど、いいアイデアだね。

● 仕事はていねいだけど、遅いよ。
→ もう少し早く仕上げてくれると助かるけど、ていねいに仕上げてくれたね。

● 敬語は上手になったけど、笑顔がまだまだね。
→ あなたの笑顔はとってもいいから、患者さんの前でも笑顔が出るようになるといいね。それにしても、敬語は上手になったね。

いかがですか？　どちらの表現だと思われますか？　どちらの表現ですと、「また、明日から頑張ろう！」という意欲がわいてくると思われますか？

このように、**プラスのコトバ＋マイナスのコトバ**のほうが、相手はすんなりと受け入れられるものです。

私たちは、感情の赴くままにコトバを発しがちですが、コトバを発する前に感情を整理し、相手に届く表現、相手が受け入れやすい表現を工夫してみることも、人間関係を築いていく上で大切なことです。

★投げかけたものが返ってくる

私は、NHK学園で「話し上手は敬語から」という通信講座を担当しています。客室乗務員・ホテルマンなどの接客業の方、一般企業にお勤めの方のほか、学校の先生や医療関係の方も、数多く敬語を勉強しています。

受講者の方に「あなたが敬語を勉強して、周りに変化はありましたか？」というアンケートを実施していますが、その中で一番多いのが「自分がていねいなコトバを使うと、相手もていねいな敬語を返してくれることがわかった」「相手を尊重したコトバを使うと、相手も自分を尊重してくれることがわかった」という内容です。

178

第5章　院内をプラスのコトバでいっぱいに！

投げかけたものが返ってくるのです。荒いコトバを投げかけたら荒いコトバが、冷たいコトバを投げかけたら冷たいコトバが返ってくる、そして、やさしいコトバを投げかけたらやさしいコトバが返ってくるのです。

歯科医院の場合は、仮に、先生が患者さんやスタッフに配慮のないコトバを投げかけたとしても、弱い立場にいる患者さんやスタッフからは、直接きついコトバが返ってくることは少ないでしょう。そのかわり、それがたび重なると、患者さんが断りなしに転院したり、スタッフがある日突然、退職を申し出てきたりするというカタチで返ってきてしまいます。

逆の考え方をすれば、投げ返してほしいものを、相手に投げればいいのです。私たちが、自分の心があたたまるコトバ、前向きになれるコトバを欲しているのであれば、人の心をあたためるコトバ、プラスのイメージのあるコトバを投げかければいいのです。

★院内をプラスのコトバでいっぱいに！　コトバを選ぶのは自分自身です

シャツやネクタイを選ぶことができるように、自分のコトバは、自分自身で選ぶことができます。シャツを購入するとき、私たちは、色・デザイン・サイズ・価格などさまざまな要素を考えて選びます。シャツを選ぶように慎重に、コトバも自分の意思で選ぶことができるのです。どのようなコトバを選ぶのかは、私たち自身です。

歯科医院を経営していらっしゃる先生方のコトバは、患者さんやスタッフに多大な影響を及ぼします。表現を変えれば、先生方の発するコトバしだいで、歯科医院の雰囲気はどのようにも変化していくのです。

先生方は、患者さんやスタッフにとって太陽のような存在です。太陽がサンサンと輝いていれば、歯科医院は明るい雰囲気に包まれますし、曇っていればドンヨリした空気が流れてしまいます。

人間ですから、心の中に嵐が吹き荒れる日もあるでしょう。そんな日も、感情をコントロールし、先生方が明るい、前向きな、美しい、相手を尊重するコトバを発信なさったとき、院内は春の陽だまりのようなあたたかさに包まれていきます。

どのようなコトバも選ぶのは自分、そして、その選んだコトバが、自分の人生を切り開いていくのです。

〔著者のプロフィール〕
山岸 弘子（やまぎし ひろこ）
ＮＨＫ学園話し方講師として「美しい日本語」「話し上手は敬語から」講座を担当。歯科医師研修、スタッフ研修をはじめ、㈱モリタの歯科衛生士フォーラム、各地の歯科医師会などで、スタッフのコトバづかい指導、話し方・敬語指導、患者さん対応の指導・サポートにあたり、多くのファンを持つ。主な著書に『患者さんの心と信頼をつかむコトバづかいと話し方』『院内での正しいマナーとコトバづかい』『歯科医院での話し方80の法則』『あたりまえだけどなかなかできない敬語のルール』『敬語・サクッとノート』などがある。

e-mail：yamagishihiroko@gmail.com

〔歯科医院経営実践マニュアル〕
患者さんの心と信頼をつかむ　コトバづかいと話し方

2006年12月10日　第1版第1刷発行
2015年8月10日　第1版第7刷発行

著　　者　　山岸　弘子
　　　　　　（やまぎし　ひろこ）

発 行 人　　佐々木一高

発 行 所　　クインテッセンス出版株式会社
　　　　　　東京都文京区本郷3丁目2番6号　〒113-0033
　　　　　　クイントハウスビル　電話（03）5842-2270（代表）
　　　　　　　　　　　　　　　　　　（03）5842-2272（営業部）
　　　　　　　　　　　　　　　　　　（03）5842-2280（編集部）
　　　　　　web page address　http://www.quint-j.co.jp/

印刷・製本　　シナノ印刷株式会社

©2007　クインテッセンス出版株式会社　　　禁無断転載・複写
Printed in Japan　　　　　　　　　　　　　落丁本・乱丁本はお取り替えします
　　　　　　　　　　　　　　　　　　ISBN978-4-87417-937-6　C3047

定価はカバーに表示してあります

歯科医院経営実践マニュアル

第4弾

社会人としての心得・マナー・医療従事者としての仕事と役割・職場生活の知恵……がすべてわかる！
はじめての歯科スタッフ用総合教育テキスト。必ず役に立つヒント・アドバイスが見つかります。

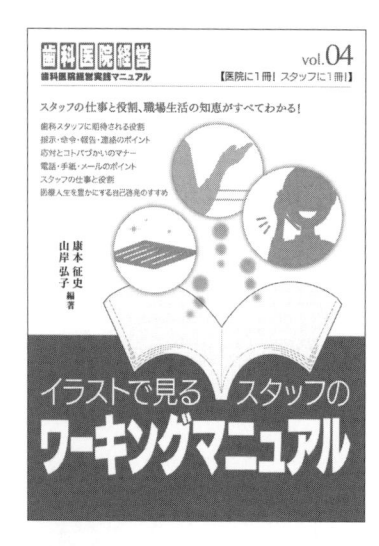

イラストで見るスタッフの
ワーキングマニュアル

歯科医院経営　vol.04
歯科医院経営実践マニュアル
【医院に1冊！スタッフに1冊！】

スタッフの仕事と役割、職場生活の知恵がすべてわかる！

歯科スタッフに期待される役割
指示・命令・報告・連絡のポイント
応対とコトバづかいのマナー
電話・手紙・メールのポイント
スタッフの仕事と役割
医療人生を豊かにする自己啓発のすすめ

康本 征史
山岸 弘子　編著

イラストで見る　スタッフの
ワーキングマニュアル

★ もくじ ★

第1章　歯科スタッフに期待される役割
1　学生から社会人へ～～生活態度をスイッチする
2　医療従事者としての意識を高める
〜
8　職場生活　こんな時どうする

第2章　指示・命令・報告・連絡のポイント
9　指示・命令の受け方
10　指示・命令は必ず守り、実行する
〜
15　報・連・相が仕事のミスを防ぐ

第3章　応対とコトバづかいのマナー
16　患者さんの名前と顔を覚えよう
17　お辞儀のパターンと使い分け
〜
26　ホスピタリティみなぎる医院に

第4章　電話・手紙・メールのポイント
27　電話の応対で医院のイメージが決まる
28　正しい電話の受け方
〜
35　メールを送るときのマナー

第5章　スタッフの仕事と役割
36　歯科医療はチームプレイ
37　歯科衛生士の仕事と役割
〜
45　研修会・講演会に参加するときの心構え

第6章　医療人生を豊かにする自己啓発のすすめ
46　医院の数字に強くなる
47　幅広い知識を身につけよう
〜
50　余暇の使い方次第で人生が豊かになる

康本 征史（康本歯科クリニック院長）

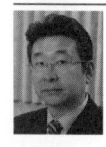

1994年千葉県柏市に康本歯科クリニックを開業。2000年予防歯科センター柏をオープンし、定期健診型予防歯科を目指して現在に至る。Dental Associate代表も兼ね、診療・執筆・講演など多方面で活躍中。

山岸 弘子（NHK学園専任講師）

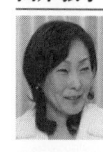

NHK学園で「美しい日本語」「話し上手は敬語から」を担当。（有）ファイナンシャルプラスで「患者さん対応ブラッシュアップ倶楽部」を主宰。話し方・敬語指導を中心に各方面で活躍している。

●サイズ：A5判　●184ページ　●定価：2,100円（本体2,000円・税5％）

クインテッセンス出版株式会社
〒113-0033　東京都文京区本郷3丁目2番6号　クイントハウスビル
TEL. 03-5842-2272（営業）　FAX. 03-5800-7592　http://www.quint-j.co.jp/　e-mail mb@quint-j.co.jp

歯科医院経営実践マニュアル

紹介・口コミの具体策・留意点・事例が盛り込まれた、究極の増患策！

第**9**弾

紹介・口コミで
患者さんは絶対増える

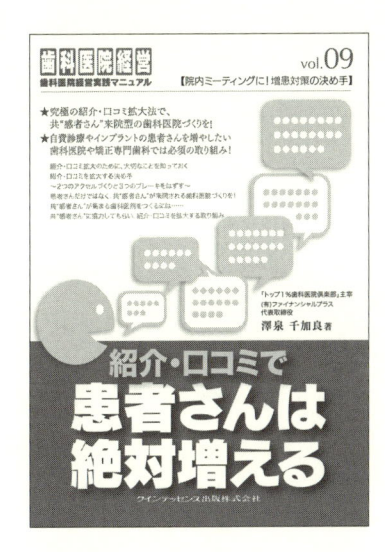

★ もくじ ★

第1章　紹介・口コミ拡大のために、大切なことを知っておく
- 紹介や口コミの拡大は患者さん同士の信頼関係強化の取り組み
- 紹介や口コミ拡大のための「患者さんに対しての目標設定」
- 人に紹介や口コミをしてもらうために必要な2つの行動
- 紹介や口コミ行動でわかる患者さんの3つのタイプ

第2章　紹介・口コミを拡大する決め手
〜2つのアクセルづくりと3つのブレーキをはずす〜
- 2つのアクセルをつくる：その①
- 2つのアクセルをつくる：その②
- 3つのブレーキをはずす：その①
- 3つのブレーキをはずす：その②

第3章　患者さんだけではなく、共"感者さん"が来院される歯科医院づくりを！
- 共"感者さん"が集まる歯科医院になるということ
- 共"感者さん"が来院される歯科医院づくりで、80％の患者さんから紹介・口コミされるための条件がそろう！
- 紹介・口コミ拡大だけではない！
- 共"感者さん"が来院される歯科医院づくりの効果！

第4章　共"感者さん"が集まる歯科医院をつくるには……
- 大切なことは"想い"を"形"にして"表現"すること
- "想い"のミスマッチをなくし"Win-Win"の関係をつくる！
- 歯科医院の"想い"を決める！
- 歯科医院の"想い"を形にする！

第5章　共"感者さん"に協力してもらい、紹介・口コミを拡大する取り組み
- 「モニター患者さん制度」で新共感体験の紹介や口コミを拡大する！
- 「医院紹介カード」で紹介されやすいタイミングを活かす！
- 「定期検診案内往復ハガキ」で紹介してくれるキッカケをつくる！
- 「患者さんフォロー体制」で紹介してくれるキッカケをつくる！

澤泉 千加良　(有)ファイナンシャルプラス 代表取締役

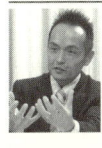

主宰する「トップ1％歯科医院倶楽部」会員歯科医院（全国65医院超）の経営（増患増収・スタッフ育成中心）をサポートするかたわら、パートナーシップを結ぶ全国の100を超える歯科医院サポート会計事務所、生命保険営業の顧客歯科医院の経営サポートも行う。歯科医師会・同窓会等で多数の講演活動中。『歯科医院経営』（クインテッセンス出版）の連載でも好評を博し、著書に『患者さんを増やす仕組みづくり』（クインテッセンス出版）がある。

● サイズ：A5判　● 192ページ　● 定価：2,100円（本体2,000円・税5％）

クインテッセンス出版株式会社
〒113-0033　東京都文京区本郷3丁目2番6号　クイントハウスビル
TEL. 03-5842-2272（営業）　FAX. 03-5800-7592　http://www.quint-j.co.jp/　e-mail mb@quint-j.co.jp

歯科医院経営実践マニュアル

正しいマナーと敬語の使い方で一歩抜け出す！

院内での正しいマナーとコトバづかい

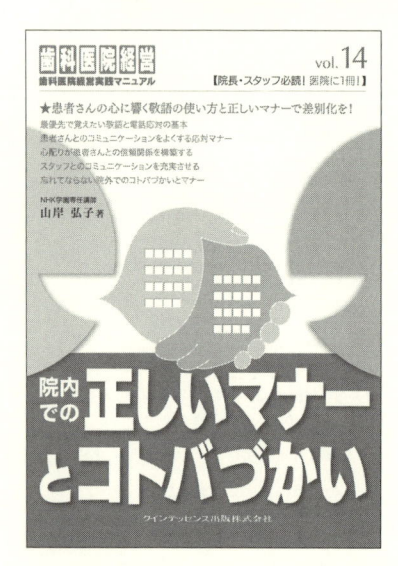

第14弾

★ もくじ ★

第1章 最優先で覚えたい敬語と電話応対の基本
1. 院内会話として最優先で覚えたい敬語
2. ワンランク上のあいさつを目指そう
3. 院内での場面別覚えておきたい敬語
4. クッションコトバを上手に使う
5. 電話の受け方・かけ方の常識

第2章 患者さんとのコミュニケーションをよくする応対マナー
1. よきコミュニケーションはよきマナーから
2. 院内の音のチェックを忘れずに……
3. 外見チェックのポイントと心構え
4. 患者さんの信頼を得る診察室での応対マナー
5. 自費診療をすすめる場合のポイント

第3章 心配りが患者さんとの信頼関係を構築する
1. 患者さんの"心の声"を"心の耳"で聴く
2. スタッフの心配りが足りないNGワード
3. 先生のNGワード ここに気をつけよう
4. 患者さんが感動したスタッフの気配り＜患者さんの声より＞
5. 患者さんが感動した先生の気配り＜患者さんの声より＞

第4章 スタッフとのコミュニケーションを充実させる
1. スタッフは内部顧客であることを自覚する
2. 先生方のスタッフへのコトバがけをチェックしよう
3. 評価ではなく、気持ちをスタッフに伝える
4. スタッフがミスをしたときのコトバがけは
5. 「叱る」── 山岸弘子の考え方

第5章 忘れてならない院外でのコトバづかいとマナー
1. 患者さんの信頼を得る院外でのコミュニケーション
2. 患者さんの信頼を得るメールの活用法とマナー
3. 弔事のときのコトバづかいとマナー

山岸弘子　NHK学園専任講師

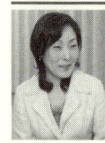

NHK学園で「美しい日本語」「話し上手は敬語から」講座を担当。歯科専門コンサルタント機関、㈱ファイナンシャルプラスで「患者さん対応ブラッシュアップ倶楽部」を主幸。現在、教育委員会研修・教員研修・歯科医院研修・高校生研修をはじめ、㈱モリタの歯科衛生士フォーラム、各地の歯科医師会で話し方・敬語指導を行うなど、歯科界を含めた幅広い活躍をしている。主な著書に「読んで聴いてリズムで身につく敬語のケイコ」(日本実業出版社)「美しい日本語の書き方・話し方」(成美堂出版)「患者さんの心と信頼をつかむコトバづかいと話し方」(クインテッセンス出版)がある。

● サイズ：A5判　● 192ページ　● 定価：2,100円（本体2,000円・税5％）

クインテッセンス出版株式会社
〒113-0033　東京都文京区本郷3丁目2番6号　クイントハウスビル
TEL. 03-5842-2272（営業）　FAX. 03-5800-7592　http://www.quint-j.co.jp/　e-mail mb@quint-j.co.jp